휴먼북스

치매예방과 간병

오순환·조필희 지음

휴먼북스

머리말

치매는 뇌의 신경세포 손상으로 인하여 기억장애, 사고장애, 판단 장애, 지남력장애, 계산력 장애 등과 같은 인지기능과 고등 정신기능이 감퇴 되고, 정서장애, 성격 변화, 일상생활 동작 능력 장애 등이 수반됨으로써 일상생활 활동 또는 대인관계에 장애를 초래하는 노년기 대표적인 신경정신계 질환이다

만성 퇴행성 질환인 치매는 다양한 정신기능 장애로 환자의 정서적 활동뿐만 아니라 일상생활, 즉, 식사하기, 대소변보기, 목욕하기, 옷 갈아입기, 몸단장하기 등의 장애까지 초래하게 된다.

OECD의 보고서를 보면 치매 환자는 계속 증가하고 있으며 2018년 전 세계 치매 환자는 약 5,000만 명이며 2030년에는 8,200만 명, 2050년에는 1억 3천 1백 5십만 명으로 증가할 것으로 전망하고 있다. 우리나라의 경우에는 보건복지부의 통계자료에 의하면 2012년 치매환자는 9.1%(63.4만 명)에서 2020년 10.3%(84만 명), 2050년에는 15.06%(217만 명)로 증가할 것으로 예측되고 있다. 통계자료를 분석해보면 치매 환자 수의 증가는 매 20년마다 약 2배씩 증가하는 것으로 나타났다.

의학계의 연구결과에 의하면 치매는 전 세계적으로 65세 이상 노인 중에서 약 5~10%정도의 유병율을 보이며, 연령의 증가와 더불어 매 5년마다 약 2배씩 유병율의 증가를 나타내고 있다고 한다. 치매 인구가 증가하면서 그로 인한 사회경제적 부담 역시 함께 증가하여 전 세계 치매관리비가 2010년 6,040억 달러에서 2018년 1조 달러로 1.66배 증가하였으며 2030년에는 2조 달러

로 2010년의 3.3배를 넘을 것으로 추산하였다.

이처럼 치매환자의 지속적인 증가와 함께 치매에 사용해야 할 비용이 증가한다는 것은 심각한 문제가 아닐 수 없다. 더 큰 문제는 부모나 배우자가 치매에 걸리면 가족은 길게는 10년 가까이 치매 환자를 돌봐야 한다. 요양기간이 길게는 수년이 걸리기 때문에 본인과 가족에게 상당한 고통을 주게 된다.

이처럼 치매환자는 극심한 정신적인 장애와 함께 흔히 신체적인 장애까지 겸하여 다루기가 어렵고 사물을 이성적으로 판단하지 못하고 자기스스로 생활할 능력을 못 가지기 때문에 간호와 부양에 어려움이 심각하다. 가족에 의한 치매 노인의 부양은 어린아이를 보는 것보다 더 힘들기 때문에 육체적으로도 매우 고단한 일이다. 그리고 병원비용과 수발과 간호에 들어가는 관리비용의 증가로 인하여 경제적으로 어려움이 크다. 이로 인해 치매 환자를 부양하려는 가족은 점차 줄어가고 있다.

부디 이 책을 통하여 치매를 예방하고 치매 환자를 간병하는데 도움이 되기를 바란다.

저자 일동

목차

3 뇌와 기능과 치매· 45

4 치매관련 정책과 제도· 57

5 치매 예방을 위한 심리치료· 75

6 음식으로 하는 치매예방· 101

7 치매예방에 좋은 음식· 119

8 치매예방을 위하 운동요법· 139

9 치매환자의 간병· 153

10 치매 진단과 검사· 171

11 치매예방 활동지 적용 방법 187

부록· 203

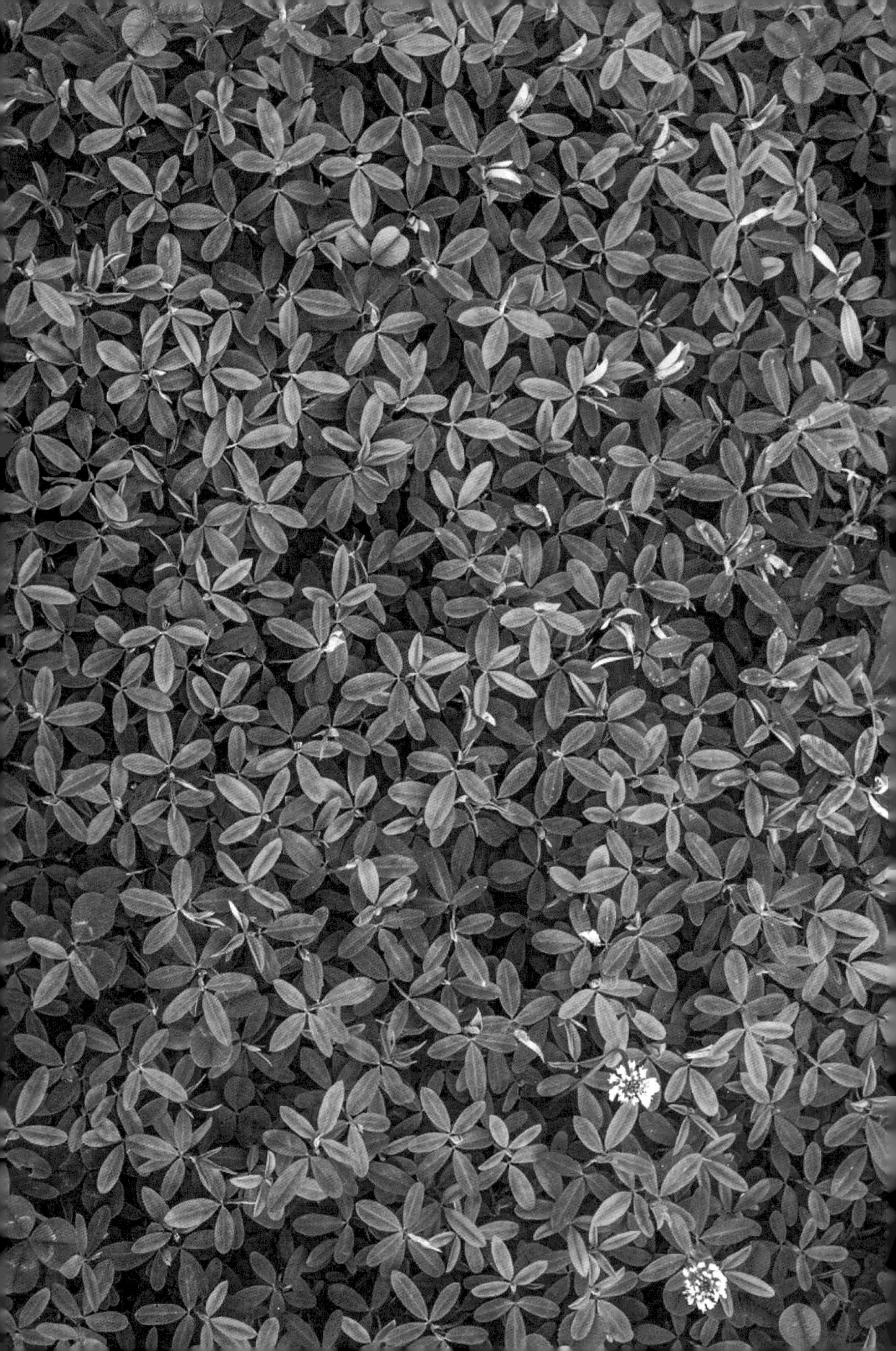

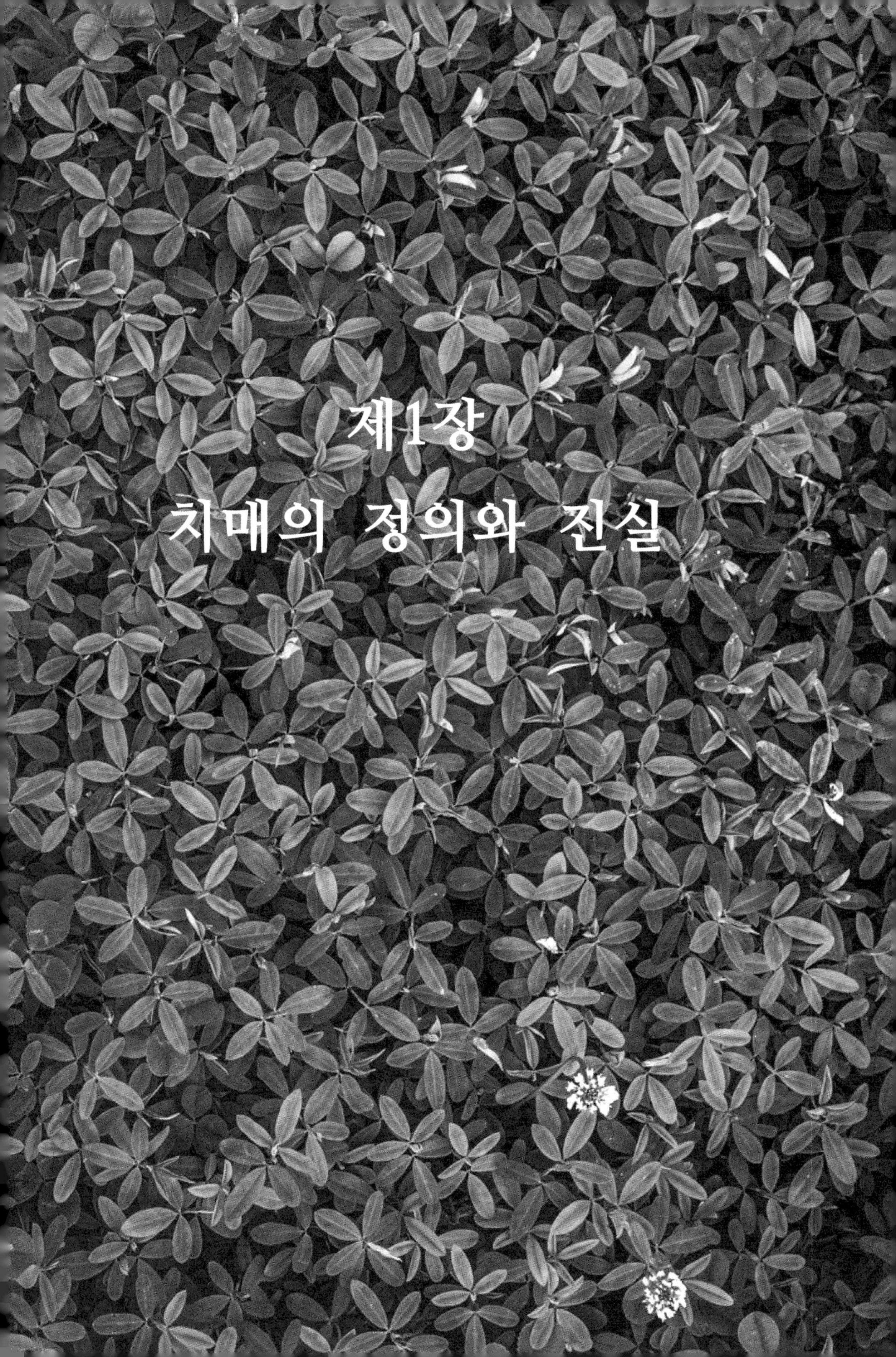

제1장

치매의 정의와 진실

치매의 정의

치매에 대한 정의는 매우 다양하게 내려지고 있다. 치매를 예방하고 간병하기 위해서는 치매에 대한 정확한 정의를 알아야 한다. 정확하게 알아야 치매에 대하여 대처를 올바르게 할 수 있으며, 치매를 예방할 수 있기 때문이다.

치매에 대한 영어는 'dementia'인데 이는 틴어 디멘스(demens)에서 유래된 말로서, de(제거)+mens(정신)+tia(병)로서 '정신이 제거된 질병'을 의미한다. 한자로 치매(癡呆)는 '어리석다' 또는 '미쳤다'의 치(癡)와 '미련하다'의 매(呆)가 결합된 단어로 '어리석고 미련하다'는 의미를 가지고 있다.

국어사전에는 치매는 대뇌 신경세포의 손상 등으로 지능, 의지, 기억 따위가 지속적·본질적으로 상실되는 병을 말한다.

건강 백과에서는 치매를 '치매는 일단 정상적으로 성숙한 뇌가 후천적인 외상이나 질병 등 외인에 의하여 손상 또는 파괴되어 전반적으로 지능, 학습, 언어 등의 인지기능과 고등 정신기능이 떨어지는 복합적인 증상'이라고 하였다.

세계보건기구(WHO)에서 펴낸 국제질병 분류를 보면 치매는 '뇌의 만성 또는 진행성 질환에서 생기는 증후군이며 이로 인한 기억력, 사고력, 이해력, 계산능력, 학습능력, 언어 및 판단력 등을 포함하는 고도의 대뇌피질 기능의 다발성 장애'라고 정의하고 있다.

지금까지 나온 치매의 정의를 종합해 보면 치매는 정상적으로 생활해오던 사람이 다양한 원인으로 인해 뇌의 신경세포 손상으로 인하여 기억장애, 사고장애, 판단 장애, 지남력 장애, 계산력 장애 등과 같은 인지기능과 고등 정신기능이 감퇴 되고, 시간이 지날수록 언어능력이 저하되고 정서장애, 성격 변화, 신체 기능 장애 등이 수반됨으로써 일상생활이 어려워지며, 대인관계에 장애를 초래하는 노년기 대표적인 신경정신계 질환이다.

치매는 한가지 원인에 의해서 생기기도 하지만, 여러 가지 원인이 복합적으로 작용해서 나타나기도 한다. 그리고 치매는 나이든 노인에게만 나타나는 현상으로 생각하지만 실제로는 빠르면 40대 중반부터 발생하기도 한다. 그러나 일반적으로는 대부분 65세 이상의 노인에게 발생하는 노인성 질환이며, 뇌의 만성 또는 진행성 질환에서 생기므로 치매에 걸리면 시간이 지날수록 증상이 심해진다. 아직까지 치매의 원인은 분석할 수 있지만, 치매를 치료하는 방법은 없다. 물론 신약 개발을 통하여 치매를 치료하기 위한 노력은 하고 있지만 아직까지는 뚜렷한 효과를 보는 약은 존재하지 않는다.

치매는 한번 걸리게 되면 짧게는 2년 안에 사망하기도 하지만 길게는 10면도 간다. 그리고 치매는 이미 진행되어 가는 도중에 판별되기 때문에 아직까지는 치매에 대한 치료에 중점을 두기보다는 치매에 걸리지 않도록 예방하는 것이 효과적이고 할 수 있다.

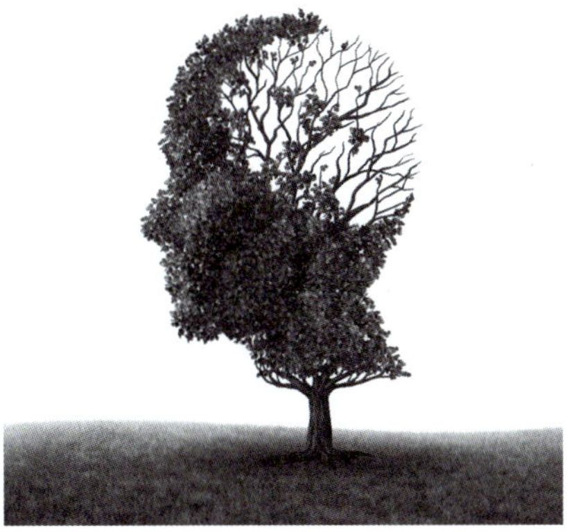

치매의 심각성

의학계의 연구결과에 의하면 치매는 전 세계적으로 65세 이상 노인 중에서 약 5~10% 정도의 유병율을 보이며, 연령의 증가와 더불어 매 5년마다 약 2배씩 유병율의 증가를 나타내고 있다고 한다.

2017년 보건복지부 중앙치매센터에 따르면 만 65세 이상 인구 711만8천여 명 가운데 72만4천여 명이 치매 진단을 받아, 만 65세 이상 노인 중에서 10%가 발병하는 것으로 나타났다.

치매가 중요한 질병으로 등장하자 1995년 국제알츠하이머협회(ADI)와 세계보건기구(WHO)는 영국 에든버러에서 열린 총회에서 매년 9월 21일을 '세계 치매의 날'로 정해서 치매의 위험성을 인식하도록 하였다.

보건복지부의 2018년 통계자료에 의하면 치매환자는 10.15%(74.9만 명), 2050년에는 15.06%(217만 명)로 증가할 것으로 예측되고 있다. 통계자료를 분석해보면 치매 환자 수의 증가는 매 20년마다 약 2배씩 증가하는 것으로 나타났다.

〈표-1〉 치매환자 추이

구 분	2018년	2025년	2040년	2050년
치매환자	74.9만명	108만명	217만명	302.7만명
치매환자 비율	10.15%	10.32%	12.7%	16.09%

★ 출처 : 보건복지부 2018년 통계자료

조사결과를 분석해 보면 일반적으로 치매는 나이가 들수록 발병율이 높아지며, 남성보다는 여성이 치매에 노출될 확률이 높은 것으로 나타났다. 또한 고학력자보다는 저학력자가 치매에 걸릴 확률이 높은 것으로 나타났다.

고령화에 따른 노인질병에 대해서도 관심이 증대되었으며, 노인 질병 중에도 만성질환인 치매에 대한 사회적 관심이 높아졌다.

2018년 우리나라 65세 이상 노인 중 치매환자는 10.15%인데 이는 미국이나 독일 등의 선진국 16%에 비해 1/3 수준에 미치고 있다. 이는 '우리나라 노인에게 치매가 적다'라기 보다는 아직 치매를 의학적으로 접근하려는 경향이 낮은 데서 기인한 결과이다.

현재 치매 환자의 실태를 보면 얼마나 많은 노인들에게 치매가 큰 문제인지, 또 수십 년 안에 치매가 얼마나 중요한 건강 문제가 될지 가늠해 볼 수 있다. 이러한 치매 환자의 급증은 결국 향후 심각한 사회문제가 될 것으로 예상되고 있다.

현재 치매 환자의 실태를 보면 얼마나 많은 노인들에게 치매가 큰 문제인지, 또 수십 년 안에 치매가 얼마나 중요한 건강 문제가 될지 가늠해 볼 수 있다. 이러한 치매 환자의 급증은 결국 향후 심각한 사회문제가 될 것으로 예상되고 있다.

치매의 문제점

치매는 본인에게도 큰 고통이지만 가족에게는 더욱 큰 아픔이 된다. 따라서 치매환자를 두게 되면 가족들의 고통은 이루 말할 수 없다. 더욱이 국가는 치매 관리 비용의 증가와 함께 치매환자의 증가로 여러 가지 어려움에 봉착하게 된다. 치매의 문제점을 보면 다음과 같다.

1) 본인의 고통

- 치매는 초기에는 가벼운 기억에 관련된 장애가 나타나 기억이 저장되지 않을뿐더러 과거의 기억도 잃어버리게 된다.
- 치매가 진행될수록 인지장애 등이 점차 동반됨으로써 판단능력이 떨어지며, 언어 장애로 인하여 일반적인 사회활동 또는 대인관계에 어려움을 겪게 된다.
- 치매가 심해지면 행동에 대한 통제가 어려워져 일상생활이 어려워지며, 심하면 대소변의 분변이 어렵게 된다.
- 더욱이 자신에게 위해를 가하거나, 간병인이나 보호자에게 대한 공격적인 행동을 하기도 한다.
- 말기에는 일상생활이 어려워져 누워서 남의 도움을 받아야 하며, 결국은 사망에 이르게 된다.

2) 가족의 고통

- 치매는 노인에게 흔한 질병으로 일반적인 병과는 달리 치매의 경우 평균 5~8년 정도 치매가 진행되고, 신체적인 기능들이 떨어져 결국은 생존 자체를 어렵게 만든다.
- 치매에 걸리면 본인 스스로 세상을 살아가거나 치료를 받기 어렵기 때문

에 누군가는 부양해야 한다.

- 부모나 배우자가 치매에 걸리면 가족은 길게는 10년 가까이 치매 환자를 돌봐야 한다. 요양기간이 길게는 수년이 걸리기 때문에 본인과 가족에게 상당한 고통을 주게 된다.
- 만성 퇴행성 질환인 치매는 다양한 정신기능 장애로 환자의 정서적 활동뿐만 아니라 일상생활, 즉, 식사하기, 대소변보기, 목욕하기, 옷 갈아입기, 몸단장하기 등의 장애까지 초래하게 된다.
- 치매환자는 극심한 정신적인 장애와 함께 흔히 신체적인 장애까지 겸하여 다루기가 어렵고 사물을 이성적으로 판단하지 못하고 자기 스스로 생활할 수 없기 때문에 간호와 부양에 어려움이 심각하다.
- 가족에 의한 치매 노인의 부양은 어린아이를 보는 것보다 더 힘들기 때문에 육체적으로도 매우 고단한 일이다.
- 더 큰 문제는 병원비용과 수발과 간호에 들어가는 관리비용의 증가로 인하여 경제적으로 어려움이 크다. 이로 인해 치매 환자를 부양하려는 가족은 점차 줄어가고 있다.
- 치매는 장기적인 치료를 필요로 하는 질환이기 때문에 가족 가운데 치매 노인이 있으면 경제적 부담은 물론 심리적인 부담감이 매우 큰 노인성 질환이며, 심지어 이로 인해 가족의 기능마저 와해되는 경우가 있다.

3) 국가 부담 증가

보건복지부가 발표한 치매관리 비용과 치매치료에 들어가는 관리 비용의 규모를 2012년에는 10조 3천억이 소요되었다. 2025년에는 30조가 필요하며, 2030년에는 78.4조가 필요하며, 2050년에는 134.4조가 필요할 것으로 예측하고 있다. 이처럼 치매환자의 증가는 국가 재정에 큰 부담을 주게 되며, 치매 인구 증가에 따른 치매환자의 관리에 대한 부담이 증가하게 된다. 이를 위해서 우리나라에서는 2017년부터 '치매국가 책임제'를 선언하고 2018년부터 전국의 지방자치단체마다 치매안심센터를 설립하도록 하였다.

〈표-2〉 치매관리 및 치매환자 관리 비용 추이

구 분	2012년	2025년	2040년	2050년
치매관리 및 치매환자 비용	10조 3000억	30조	78조 4000억	134조 6000억

★ 출처 : 보건복지부

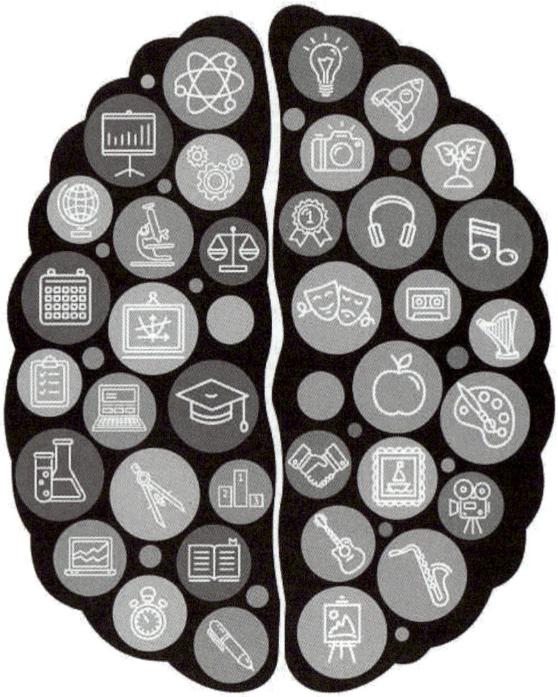

치매의 특징과 위험요인

치매는 나이가 들면 뇌가 퇴행되면서 생기며, 아무도 모르게 시작되어 서서히 심해지는 것이 일반적인 형태다. 치매는 노인에게 흔히 나타나는 건망증이나 노망 같은 노인성 질환과는 다르다. 노인이 되면서 자연스럽게 두뇌기능이 떨어짐으로써 나타나는 노인성 질환을 치매로 오해하기 쉬운데, 치매는 후천적으로 뇌가 손상되면서 이루어지기 때문에 차이가 있다.

치매로 판정하기 위해서는 몇 가지 특징을 가지고 있어야 한다.

❶ 치매는 선천적인 것이 아니라 후천적으로 나타나는 현상이어야 한다.

❷ 뇌의 부분적 손실로 나타나는 증상이 아니라 전반적인 손상으로 나타나는 정신증상으로 나타난다.

❸ 기억 · 지능 · 인격기능의 장애가 전반적으로 있어야 한다.

❹ 의식의 장애가 없어야 한다.

치매는 정상적인 뇌가 후천적인 질병이나 외상 등에 의한 손상으로 인지기능과 고등지식학습의 기능이 떨어지는 복합적인 증상이다. 치매에 잘 걸리도록 하는 위험인자가 있다. 위험인자는 어떤 질환의 발생 확률을 직접적 · 간접적으로 상승시키는 신체적 또는 생활 습관적 요인을 말한다. 지금까지 치매의 원인을 종합해보면 치매를 발병하게 하는 몇 가지 중요한 위험인자가 있다는 것을 알 수 있다. 잘 알려진 위험인자는 다음과 같다.

1) 노화

노화는 치매를 발병하게 하는 가장 중요한 위험인자로, 나이가 들수록 치매의 발병위험은 높아진다. 대부분의 치매발병은 65세 이상의 노인부터 연령이 높아질수록 발병률이 높아진다. 역학조사에 의하면 65세 이후 5년마다 발병률이 2배 이상 증가하므로, 65세 이후의 노화는 알츠하이머병 발생의 가장 큰 위험인자라고 할 수 있다.

2) 가족력

가족력이란 가족이라는 혈연관계에서 나타나는 유전적 또는 체질적 질환을 말한다. 부모가 모두 알츠하이머병에 걸린 경우 그 자손이 80세까지 알츠하이머병에 걸릴 위험도가 54%로, 부모 중 한쪽이 환자일 때보다 1.5배, 부모가 정상일 때보다 5배 더 위험도가 증가하는 것으로 나타났다. 따라서 부모가 치매에 걸린 경우 가족력으로 자녀에게도 영향을 준다는 것을 알 수 있다.

3) 여성

치매는 일반적으로 남성보다는 여성에게 많이 나타나며, 특히 알츠하이머병의 경우는 13% 정도 발병위험이 높은 것으로 나타났다.

4) 환경 요인

치매는 알코올과 흡연 같은 각종 독성 유해물질을 섭취하게 되면 치매에 걸릴 확률이 높아지게 된다. 그리고 혈관성 치매도 소금이나 지방 등에 의하여 나쁜 영향을 받기 때문에 환경 요인이 중요한 위험인자라고 할 수 있다.

5) 두부외상

치매는 뇌에 손상이 생기는 외부 원인에 의해서도 발병한다. 따라서 의식을 잃을 정도로 심하게 머리를 다치거나 경미하지만 여러 차례 머리를 반복해서 다친 경우 치매 발병률이 높아진다.

6) 교육수준

치매환자의 교육연한을 살펴보면 고학력자보다는 저학력자가 많이 걸리는 것으로 나타났다. 결국 뇌를 많이 쓰는 고학력자일수록 정신계 손상을 감소시켜 치매예방에 도움이 된다는 것이다.

7) 성인병

치매는 다양한 요인으로 발병하는데 그중에서도 고혈압, 당뇨병, 비만, 이상 지질 혈증, 심장병 같은 합병증으로 치매가 발생할 수 있다.

8) 우울증

노인성 우울증이 심해지면 뇌에서 도파민이라는 집중력을 관장하는 호르몬 분비가 적게 분출되고, 이로 인해 점차 기억력 장애가 생기게 된다. 따라서 노인의 우울증은 치매 발병률을 높일 수 있다.

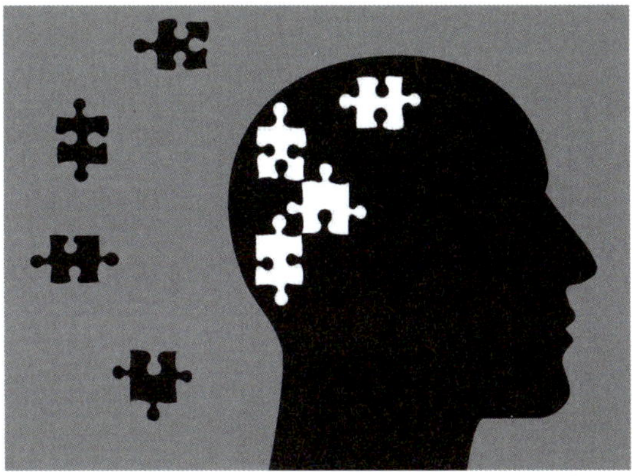

치매의 진행단계

치매의 원인 중 가장 많은 알츠하이머병의 증상에 대해서 뉴욕의대의 실버스타인 노화와 치매연구센터의 배리 라이스버그(Barry Reisberg) 박사는 알츠하이머병의 진행단계에 따라 증상을 아래와 같이 7단계로 구분하였다.

〈표-3〉 치매의 진행단계

구 분	내 용
1단계	정상
2단계	매우 경미한 인지 장애
3단계	경미한 인지장애
4단계	중등도의 인지장애
5단계	초기 중증의 인지장애
6단계	중증의 인지장애
7단계	후기 중증 인지장애

1) 1단계 : 정상

대상자와의 임상 면담에서도 기억장애나 특별한 증상이 발견되지 않은 정상적인 상태를 말한다.

2) 2단계 : 매우 경미한 인지 장애

2단계에서는 정상적인 노화과정으로 알츠하이머병의 최초 증상이 나타나는 시기이다. 정상일 때보다 기억력이 떨어지며 건망증의 증상이 나타나지만 임상 면담에서는 치매의 뚜렷한 증상이 발견되지 않기 때문에 매우 경미한 인지 장애 상태라고 한다. 2단계는 특별한 단정을 짓기는 어렵지만 경미하게 인지 장애가 나타나는 단계로 임상평가에서 발견되지 않기 때문에 주변 사람들도 대상자의 이상을 느끼지 못한다.

3) 3단계 : 경미한 인지장애

3단계에서는 정상단계에 비하여 경미한 인지장애가 뚜렷하게 나타나기 때문에, 주변 사람들도 대상자의 치매가 시작되었다는 것을 눈치 채기 시작하는 단계다. 3단계에 이르게 되면 기억력의 감소가 시작되어 전에 했던 일이 기억이 잘 나지 않으며, 단어가 금방 떠오르지 않아 말이 자연스럽지 않고, 물건을 엉뚱한 곳에 두거나 잃어버리기도 한다.

4) 4단계 : 중등도의 인지장애

4단계는 임상 면담에서 중등도의 인지장애가 발견되는 단계로 경도 또는 초기의 알츠하이머병이 진행되는 단계다. 4단계에서는 자세한 임상 면담을 통해서 여러 인지 영역에서 분명한 인지저하 증상을 확인할 수 있다.

4단계에 이르게 되면 자신의 생활에서 일어난 최근 사건을 잘 기억하지 못하여, 기억을 잃어버리는 일이 자주 발생한다. 그리고 수의 계산이나 돈 계산 능력의 저하가 나타난다.

5) 5단계 : 초기 중증의 인지장애

5단계는 임상 면담에서 초기 중증의 인지장애가 발견되는 단계로 중기의 알츠하이머병이 진행되는 단계다. 5단계에서는 기억력과 사고력 저하가 분명하고 일상생활에서 다른 사람의 도움이 필요해지기 시작한다.

5단계에 이르게 되면 자신의 집 주소나 전화번호를 기억하기 어려워하며 길을 잃거나 날짜, 요일을 헷갈려한다. 하지만 자신이나 가족의 중요한 정보는 기억하고 있으며 화장실 사용에 도움을 필요로 하지는 않는다.

6) 6단계 : 중증의 인지장애

6단계는 임상 면담에서 중증의 인지장애가 발견되는 단계로 중 중기의 알츠하이머병이다. 6단계에서는 기억력은 더 나빠지고, 성격변화가 일어나며 일상생활에서 많은 도움이 필요하게 된다.

6단계에 이르게 되면 최근 자신에게 일어났던 일을 인지하지 못하고 주요한 자신의 과거사를 기억하는데 어려움을 겪는다. 그리고 익숙한 얼굴과 익숙하지 않은 얼굴을 구별할 수는 있으나, 배우자나 간병인의 이름을 기억하는데 어려움이 있다.

또한 대소변 조절을 제대로 하지 못하기 시작하여 다른 사람의 도움이 필요하기 시작한다. 그리고 옷을 혼자 갈아입지 못하여 다른 사람의 도움이 없이는 적절히 옷을 입지 못한다. 할 일 없이 배회하거나, 집을 나가면 길을 잃어버리는 경향이 있기 때문에 주의를 기울여야 한다. 성격이 변화되거나 행동에 많은 변화가 생긴다.

7) 7단계 : 후기 중증의 인지장애

마지막 7단계는 후기 중증 인지장애 또는 말기 치매단계를 말한다. 7단계에서는 이상 반사와 같은 비정상적인 신경학적 증상이나 징후가 보여 정신이나 신체가 자신의 통제를 벗어나게 된다.

7단계에 이르게 되면 식사나 화장실 사용 등 개인 일상생활에서 다른 사람의 상당한 도움을 필요로 하게 되며, 누워서 생활하는 시간이 많아지게 된다.

치매와 비슷한 증상

노인은 나이가 들수록 뇌세포의 감소와 사회적인 고립과 스트레스로 인해 치매와 비슷한 증상이 여러 가지 증상이 나타난다. 치매는 빨리 발견되어야 도움이 됨으로 다른 유사 질환과의 차이를 구별할 수 있어야 한다.

1) 노망

노망(老妄)은 늙어서도 철이 들지 않아 아이들처럼 어리석은 행동을 하며 주변사람들에게 피해를 입히는 행동을 말한다. 과거에는 노인이 정신이 흐려져서 말과 행동이 비정상적이면 노망이 들었다고 하였다.

노망은 노인이면 뇌세포가 죽으면서 당연히 겪게 되는 노화현상이다. 노망과 치매의 차이는 노망은 신체 노화에 따른 자연스러운 현상인 반면에, 치매는 의학적 관찰로 진단되는 특정 원인을 가지는 치료의 대상이다.

2) 망령

망령(妄靈)의 사전적인 의미는 '죽은 사람의 영혼'이라는 뜻으로 인간이나 동물의 시체로부터 떨어져 나온 혼을 가리키는 말이기도 하다. 망령은 사람이 늙거나 큰 병으로 정신력이 쇠약해져서 언행이 보통 상태를 벗어나는 현상을 말한다.

망령은 노망보다 상태가 심한 경우에 사용하며, 부정적인 의미가 더욱 강하다. 노망처럼 나이가 들어 정신이 흐려져서 말과 행동이 비정상적이면 망령이 들었다고 한다.

망령과 치매의 차이도 망령은 신체 노화에 따른 자연스러운 현상인 반면에, 치매는 의학적 관찰로 진단되는 특정 원인을 가지는 치료의 대상이다.

3) 건망증

건망증(健忘症)은 경험한 일을 전혀 기억하지 못하거나, 어느 시기 동안의 일을 전혀 기억하지 못하거나 또는 드문드문 기억하기도 하다가 다시 기억이 나는 기억 장애를 말한다.

치매로 인한 기억 장애는 한번 기억이 안 나면 거의 기억이 나지 않지만, 건망증은 기억이 안 났다가도 일정한 시간이 지나면 기억이 나는 차이가 있다.

노인 건망증의 원인은 뇌신경의 퇴화라는 것 외에도 복합적인 심리적·정서적인 요인으로 나타나기도 한다. 불안감이나 우울증을 겪고 있거나, 심각한 스트레스 상황에 지속적으로 노출되면 집중력의 저하로 일시적인 건망증이 자주 일어난다. 이는 기억의 문제라기보다는 오히려 그 상황에 의한 집중력에 문제가 생기는 경우라 할 수 있다.

4) 노인 우울증

노인 우울증은 65세 이상 인구의 10명 중 1명이 걸릴 수 있으며 노년기의 정신건강과 관련된 가장 흔한 장애다. 노인 우울증의 증상은 기분이 깊게 가라앉거나 절망감·우울감 등 마음의 고통이 나타나 치매와 유사한 행동을 나타낼 때도 있다. 그러나 노인 우울증은 정신적인 증상만이 아니라 두통, 복통이나 위장 장애 등의 신체적 증상으로 나타나는 경우가 많다.

노인 우울증은 다양한 증상으로 나타나기 때문에 우울증이라고 정확하게 진단하지 못하고 지나치기 쉬운 경우가 많다. 노인 우울증을 진단하기 쉽지 않은 이유가 본인이 우울증에 걸렸다는 걸 깨닫지 못할 뿐만 아니라, 가족이나 친구 등 주위의 사람들도 기운이 없는 것은 '나이 탓이다', '늙으면 누구나 잠이 줄어든다', '늙어서 혼자되었으니 기운이 없는 것이 당연하다'고 이해하여 방치되는 일이 많기 때문이다.

노인 우울증은 크게 세 가지 이유로 나타난다.

첫째, 뇌의 노화가 진행됨에 따라 뇌 자체도 노화하여 실제로 뇌에 포함된 화학물질(신경전달물질) 일부에 양적 변화나 부조화가 나타나 부신피질, 갑상선, 하수체 등에서 분비되는 호르몬이 우울 상태를 일으키기 쉽다고 보고 있다.

둘째, 심리적으로 노년이 되면 노화에 따라 성격이 변하고, 그 때문에 스트레스에 대응하는 힘이 약해져 우울증이 일어나기 쉽다.

셋째, 사회적 상실은 누구라도 피하기 어려운 경험이지만 노인의 경우에는 상실감이 복합적으로 겹쳐서 타격이 크며 아무리 해도 대처할 수 없으면 우울증을 일으키게 된다.

5) 노인 강박신경증

노인 강박신경증은 의지의 간섭을 벗어나서 특정한 생각이나 행동을 반복하는 상태를 말한다. 특정한 생각이나 행동이 치매와 유사한 행동을 나타낼 때도 있다.

노인 강박신경증은 잠시 나타나는 증상인 반면에 치매는 지속적으로 증상이 나타난다. 강박증으로 내재한 불안은 조절되지만 이 강박행동을 중지하면 불안증세가 다시 나타나므로 불합리한 줄 알면서도 반복하게 된다. 즉 원치 않는 지속적인 생각이나 충동, 이미지 등이 자신을 불안하고 힘들게 하는 증상과 더불어 스스로가 통제할 수 없는 행동을 반복적으로 하게 되는 경우를 말한다. 자신은 이러한 생각이나 행동이 비합리적이라는 것을 알지만, 어떻게 이 생각이나 행동을 조절할 수 없으며 일상생활, 학습, 사회적인 활동이나 대인관계에 막대한 영향을 미치게 된다. 강박행동을 억제하면 오히려 불안이 증가한다.

치매로 인한 장애

1) 인지기능 장애

인지기능이란 지식과 정보를 효율적으로 조작하는 능력을 말한다. 치매에 걸리면 인지기능에 장애가 생기는데 치매와 관련된 인지에는 지남력, 집중력, 지각력, 기억력, 판단력, 언어력, 시공간력, 계산능력 등을 들 수 있다.

❶ 기억력 장애

치매환자에게 가장 흔하게 나타나는 증상이 기억력 장애다. 기억력 장애는 알츠하이머병 뿐 아니라 모든 치매에서 공통적으로 나타날 수 있는 증상으로서 초기에는 단기 기억력의 감퇴가 주로 나타나며 점차 장기 기억력도 상실하게 된다.

• 단기기억

주로 치매 초기에 나타나는 특징이며 최근에 일어난 사건에 대한 단기기억의 상실이 장기기억의 상실에 비해 두드러지게 나타난다. 이러한 기억장애는 의사소통에서 똑같은 말을 반복하거나 더듬고 익숙한 장소에서도 방향감각을 잃어버리고, 친구와의 약속·약 먹는 시간·친구나 심하면 가족의 이름이나 전화번호 등을 잊어버리기도 한다. 또 물을 사용하다 그대로 틀어 놓는다거나 전기장판이나 가스 불을 끄지 않은 채 그대로 내버려 두어 화재의 위험에 노출되기도 한다.

치매환자는 본인이 기억의 나지 않는다는 것을 인정하고 싶지 않으므로 기억을 보충하기 위하여 거짓말을 만들어 말하는 작화증이 나타나기도 한다.

• 장기기억

치매의 진행이 오래되어 심해지면, 비교적 잘 유지해 왔던 장기기억에도 문제가 생겨 본인의 생일을 기억하지 못하거나 문제를 방치하면 가족의 얼굴조차 잊어버려 본인은 모르지만 자신이 사랑하는 가족을 슬프게 할 수도 있다.

❷ 지남력 장애

지남력이란 시간과 장소, 상황이나 환경 따위를 올바로 인식하는 능력을 말한다. 치매에 걸리면 초기에는 지남력 저하를 보이는데 시간, 장소, 사람을 측정하는 능력이 떨어지게 된다.

초기에는 시간 장소, 사람 순으로 저하된다. 즉 환자는 지금이 몇 년도 인지, 몇 월 인지, 무슨 요일인지의 날짜 구분이 어려우며 혹은 지금이 무슨 계절인지, 현 장소에 대한 인식과 본인, 타인의 정체성도 망각하게 된다.

❸ 시공간능력의 장애

사물의 크기, 공간적 성격을 인지하는 능력을 말한다. 치매에 걸리면 시공간을 인식하는 능력에 장애가 생겨 익숙한 거리에서 길을 잃거나, 심하게는 집안에서 방이나 화장실 등을 찾아가지 못하는 증상으로 까지 발전할 수 있다. 또한 이는 자동차를 운전하는 경우는 목적지를 제대로 찾아갈 수 없는 상황을 초래하기도 한다.

❹ 계산능력 저하

물건 또는 값의 크기를 비교하거나 주어진 수나 식(式)을 연산의 법칙에 따라 처리하여 수치를 구하는 능력을 말한다. 치매에 걸리면 계산 능력이 떨어져 간단한 계산도 못하는 증상이 나타난다.

❺ 시지각 기능 저하

시각을 통해 수용한 시각적 자극을 정확하게 인지하는 능력만이 아니라 외부환경으로부터 들어온 시각 자극을 선행경험과 연결하여 인식, 변별, 해석하는 두뇌활동을 말한다. 치매에 걸리면 형태, 모양, 색깔을 구별 못하는 증상들이 나타난다.

❻ 판단력 장애

사물을 올바르게 인식·평가하는 사고 능력을 말한다. 치매에 걸리면 무엇을 결정할 때 시간이 걸리거나 잘못 결정하는 장애를 말한다. 치매환자가 이 증상을 보이게 되면 직장뿐만 아니라 가정에서도 뚜렷한 이상이 있는 것으로 인식된다. 사물을 인지하지 못하거나 그 의미를 파악하지 못하여 사물의 모양이나 색깔은 파악할 수 있지만 그 사물이 무엇이며 용도를 모른다. 판단력이 흐려져 결정을 잘 못하거나, 돈 관리를 제대로 하지 못하며, 필요 없는 물건을 구입하기도 한다.

❼ 집중력 저하

어떤 일을 할 때 상관없는 주변 소음이나 자극에 방해받지 않고 그 일에만 몰두하는 능력을 말한다. 집중력은 환경과 감각으로부터 얻어진 정보를 통해 결정을 내리는 것을 돕는데, 치매에 걸리면 집중력이 떨어진다.

2) 언어기능 장애

언어는 자신의 생각이나 감정을 표현하고, 다른 사람의 말을 이해하여 의사를 소통하기 위한 소리나 문지 따위의 수단을 말한다. 치매에 걸리면 언어의 장애가 나타나는데 단어가 금방 떠오르지 않아 말이 자연스럽지 않지 않으며, 끊기는 장애가 생긴다.

언어 장애는 기억력의 감퇴와 마찬가지로 치매의 초기에는 언어장애가 경미하게 나타나나, 치매가 더욱 진행될수록 점차 말 수가 현저히 줄어들어 완전히 말문을 닫아 버린다.

3) 신체기능 장애

치매에 걸리는 나타나는 신체적인 특성은 비교적 치매 후기에 나타나는 현상이다. 치매 환자의 신체적 특징은 환자 신체 자체에 여러 가지 질환이 나타나기도 하지만, 그로 인한 이차적인 합병증 유발, 지적 기능 저하로 인해 일상생활 등에서도 장애가 나타난다.

- 치매가 진행됨에 따라 신체의 실행능력을 떨어지게 한다.

실행능력 저하는 감각 및 운동기관이 온전한데도 불구하고 해야 할 행동을 실행하지 못하는 것을 일컫는다. 신을 신고 운동화 끈을 매지 못한다던가 하는 증상, 식구 수대로 식탁을 차리는 일에 어려움을 느끼게 되거나, 옷을 입는 단순한 일에서 조차 장애가 나타나게 한다.

• 근위축이 심해진다.

근위축이 심해지면 신체적 움직임이 점차로 줄어들고, 보행이 불안정해지며, 식사와 착의, 세면, 개인위생이 어려워지며, 배뇨 및 배변 등에 이르기까지 장애를 초래한다.

• 합병증이 생긴다.

신체기능 장애는 신체적 질병에 대한 저항력을 떨어뜨려 합병증을 일으키는 경우가 많다. 치매환자들의 대다수가 고령이므로 고혈압과 뇌졸중, 심장질환, 신경통, 피부질환, 호흡기질환, 관절염, 마비 등의 병에 걸리는 경우가 많다.

• 부상이 많아진다.

신체기능 장애가 생기면 신체의 기능을 조절하지 못하기 때문에 쉽게 넘어지거나, 벽이나 침대에 부딪힘으로 인해서 신체적 장애를 입을 수 있다.

4) 정서적인 장애

정서란 사람의 마음에 일어나는 여러 가지 감정을 말하며, 치매에 걸리게 되면 정서적인 장애가 나타난다. 치매로 인하여 나타나는 정서적인 장애는 다음과 같다.

❶ 인격 변화

환자가 본래 가지고 있던 성격이 내성적으로 바뀌고 자신의 행동이 다른 사람에게 미치는 영향에 대해 개의치 않는 것을 말한다. 치매환자의 인격 변화는 환자의 가족들을 가장 괴롭히는 양상이다. 편집증적인 망상을 가지고 있는 치매환자는 전반적으로 가족들과 간호하는 사람에게 적대적으로 변하는 경우가 많다.

❷ 성격 변화

치매에 걸리면 점차 세상일에 대해서 무관심해지고, 특히 다른 사람과의 만남을 꺼려하고, 만나도 다른 사람의 욕구에 전혀 관심이 없어진다. 그리고 모든 것을 자기중심적으로 생각하고, 이기적이 되어간다. 그리고 활동적이던 사람도 치매에 걸리면 수동적이 되고 냉담해진다.

❸ 외모에 대한 관심의 변화

치매에 걸리면 점차 자신의 외모에 관심이 없어지고 깔끔하던 사람이 위생관념이 없어져 지저분하게 보이고 모든 활동에 흥미와 의욕이 없어지는 등 우울감이 심해진다.

❹ 정신 장애

치매에 걸리면 불안, 초조, 우울증, 심한 감정의 굴곡, 감정, 실조 무감동 등이 발생한다. 또한 환청, 환시, 환촉 같은 감각기능 상의 장애가 발생하며, 피해망상증이 흔히 발생하기도 한다. 이로 인해 발생하는 행동장애로는 공격적 행동이 나타나 자해하거나 타인에게 위해를 끼친다.

❺ 공격적 성향

치매가 심해지면 자신의 신체를 자해하거나, 공격적 성향이 나타나 타인에게 위해를 끼치게 된다.

❻ 기타

치매에 걸리면 점차 소유개념을 잃어 염치를 모르게 되고 도덕관, 수치심, 성적으로 추한 행동을 스스럼없이 하기도 한다. 또한 고집스럽게 변하여 자기로 인하여 다른 사람에게 미치는 부정적인 영향을 전혀 인식하지 못하게 된다.

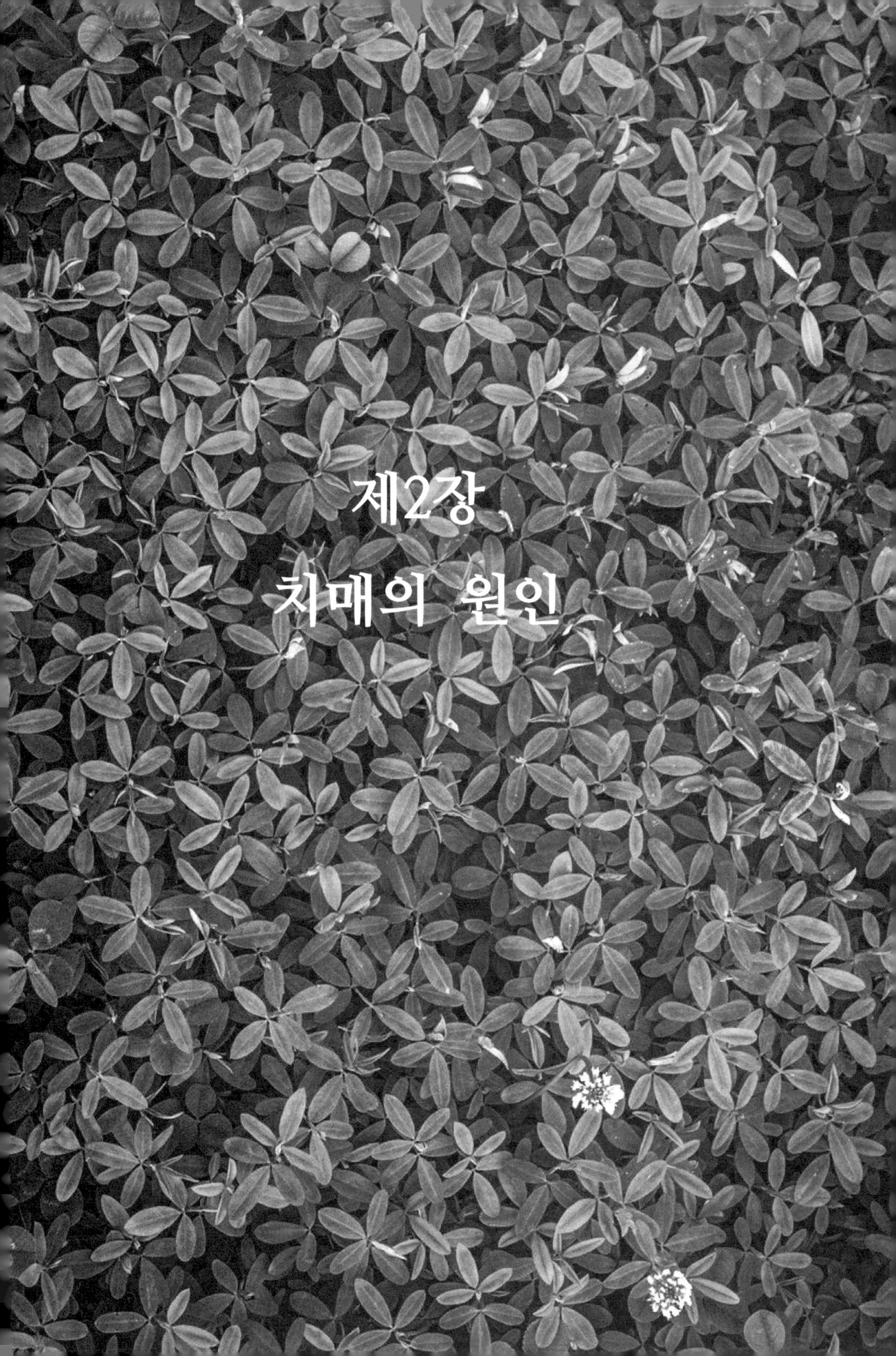

제2장

치매의 원인

알츠하이머 질환

알츠하이머형 치매는 1907년 알로이스 알츠하이머가 질환의 뇌 병리 소견을 처음 학계에 보고하였기에 그의 이름을 따서 알츠하이머 질환(AD : Alzheimer's Disease)이라고 명명하였다. 알츠하이머 질환은 치매환자 중 약 3분의 2를 차지하기 때문에 노인성 치매라고 부르기도 한다.

알츠하이머 질환은 흔히 나이가 들면서 서서히 인지기능과 일상생활 능력을저하 시킨 후 죽음에 이르게 하는 대표적인 퇴행성 신경정신계 질환이다.

정신과의사인 알츠하이머는 수년간 진행성 치매로 사망한 여자의 뇌를 해부해본 결과 육안으로 봐도 나이에 비해 뇌가 눈에 띄게 수축되어 있었으며, 조직검사를 해보니 뇌신경 섬유가 엉켜진 것과 반점을 발견하였다. 이후 알츠하이머는 인지기능의 저하가 뚜렷한 환자를 부검해 뇌 조직을 볼 때마다 이와 유사한 소견을 발견할 수 있었다.

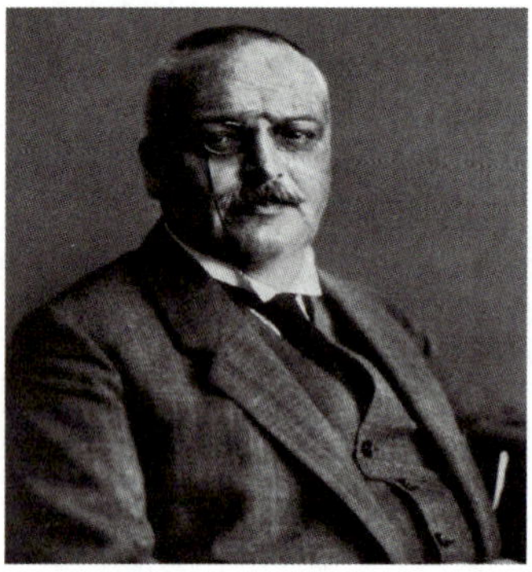

[그림-1] 알로이스 알츠하이머

알츠하이머는 치매에 걸린 사람들이 지적 능력을 유지하는데 중요한 뇌 부위에 있던 신경세포들이 많이 없어진 것과 이러한 뇌신경세포 사이에서 오가는 아주 복잡한 신호들을 서로 전달해 주는데 필요한 어떤 특정 화학물질의 양이 많이 떨어져 있다는 것을 발견하였다. 그리고 알츠하이머는 치매가 매우 서서히 발병하여 점진적으로 진행되는 경과가 특징적이라는 것을 발견하였다.

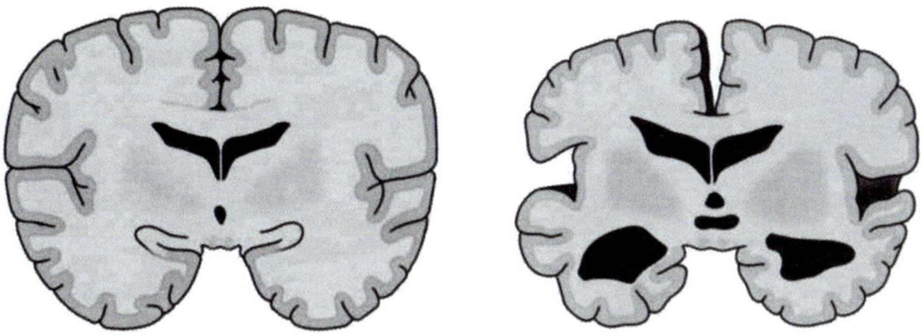

건강한 뇌　　　　　　　알츠하이머 병에 걸린 뇌

알츠하이머형 치매는 주로 65세 이후에 많이 나타나지만, 드물게 40, 50대에서도 발생한다. 발병 연령에 따라 65세 미만에서 발병한 경우를 조발성(초로기) 알츠하이머병, 65세 이상에서 발병한 경우 만발성(노년기) 알츠하이머병으로 구분할 수 있다.

알츠하이머 질환의 첫 번째 증상은 아주 가벼운 건망증이 나타나며, 초기에는 두통, 현기증, 우울증 등 정신 증상으로 시작되는 경우가 많다. 이것이 점차 진행되면 고도의 기억력이 감퇴, 공간과 시간의 지남력 상실, 언어 구사력, 이해력, 읽고 쓰기 능력 등의 장애를 가지고 오게 된다. 그리고 이 시기를 지나면 경련 발작이나 보행 장애가 나타난다. 그 이후에 질환에 걸린 환자는 불안해하기도 하고 매우 공격적이 될 수도 있으며, 집을 나와서 길을 잃어버리고 거리를 방황할 수도 있다.

혈관성 치매

혈관성 치매는 치매 중에서 두 번째로 많은 것으로, 치매환자의 20% 정도를 차지한다. 혈관성 치매는 다른 퇴행성 질환과 달리 고혈압과 뇌동맥 경화증, 당뇨병 등에 의한 뇌혈관 장애로부터 이차적으로 뇌세포에 변성을 일으키는 것을 말하며 다발성 뇌경색이라고도 한다.

혈관성 치매는 원인에 따라 여러 가지로 분류할 수 있다. 뇌에 피를 공급하는 뇌혈관들이 막히거나 좁아진 것이 원인이 되어 나타나거나, 반복되는 뇌졸중(중풍 또는 풍)에 의해서도 나타날 수 있는데, 뇌 안으로 흐르는 혈액의 양이 줄거나 막혀 발생하게 된다.

뇌졸중은 뇌혈관이 막히거나 터져서 그 혈관에 의해 혈액공급을 받는 뇌조직이 기능을 하지 못하여서 갑자기 나타나는 것이 특징이다. 뇌졸중에 걸린 사람들 중에 1/4이상이 혈관성 치매에 걸리는 것으로 나타났으며, 한국인의 3대 사망 원인 중 하나다.

혈관성 치매는 서서히 조금씩 진행되는 알츠하이머병 치매와는 달리 갑자기 치매현상을 보이거나 상당 기간에 걸쳐 호전과 악화의 경과를 보인다.

혈관성 치매에 걸리게 되는 경우는 과거에 뇌졸중의 경력이 있거나, 국소적인 신경학적 이상 소견을 가지는 것이 보통이다.

혈관성 치매의 초기증상은 두통, 현기증, 상하지의 무력감, 몸이 저리고 피로하기 쉬우며 집중곤란 등의 신경쇠약 증상으로 시작되는 경우가 많다. 그리고 인지능력이나 정신능력이 조금 나빠졌다가 그 수준을 유지하고 또 갑자기 조금 나빠졌다가 유지되고 하는 식의 단계적 악화의 양상을 보인다.

점차 신체적으로는 팔, 다리 등의 마비가 오거나 언어 장애나 구동 장애 또는 시야장애 등도 흔하게 나타난다. 인격 변화는 비교적 초기에서부터 볼 수 있으며 원래의 성격이 첨예화되는 수가 많다.

혈관성 치매는 일단 발생하면 완치될 수 없으나, 초기에 자기공명영상장치(MRI)를 통해 발견할 수 있으며, 적절한 치료를 받으면 더 이상의 악화는 막을 수 있다. 따라서 혈관성 치매는 기초 질환의 치료와 예방에 의해 그 증상을 막거나 또한 지연시키는 것도 가능하므로 성인기부터 정기적인 검진에 적극 참여하여 적절한 조치를 받는 것이 치매예방에 있어 중요하다.

루이소체병

루이소체병으로 인한 치매는 흔한 질환이지만 의외로 한국에선 잘 알려져 있지 않다. 루이소체병은 치매 중에서 가장 흔한 유형은 알츠하이머병으로 다음으로 흔한 치매 유형으로 치매의 20% 정도를 차지한다. 하지만 우리나라에서 루이소체 치매 환자의 수가 얼마나 되는지는 지금껏 제대로 파악조차 되지 않은 실정이다.

루이소체병의 증상은 의식 및 인지기능의 심한 기복, 환시, 피해망상과 수면장애(꿈을 꾸다가 소리를 지르거나 꿈을 꾸면서 꿈의 내용대로 움직이는 증상)이 나타난다.

루이소체병에 걸리면 알츠하이머 치매에서 보이는 기억력 장애, 공간 감각 저하, 사물 인식능력 저하 등과 같은 인지 장애 증상이 보인다. 그리고 파킨슨병에서 보이는 증상인 느린 동작, 손 떨림, 몸이 뻣뻣해지는 증상, 보행 및 균형장애가 동시에 수반되는 특이 질환이다.

루이소체병에 걸리면 알츠하이머 치매나 파킨슨병의 증상이 나타나기 때문에 적절한 진단을 내리기가 어려운 경우가 많다. 그러다 보니 잘못된 진단이 내려지기도 한다.

파킨슨병

파킨슨병은 도파민 신경세포의 소실로 인해 발생하는 신경계의 만성 진행성 퇴행성 질환을 말한다. 파킨슨병에 걸리면 뇌 질환의 하나로 뇌에 있는 도파민을 전달하는 신경세포가 점차 소실되어 치매에 걸리게 된다.

도파민을 전달하는 신경세포가 점차 소실되면 도파민이 부족해지게 되어 신체의 떨림, 경직, 느린 운동, 자세 불안정성 등 운동신경이 원활하게 작동하지 못하는 운동 신경 장애가 생긴다.

파킨슨병 환자는 60세 이상에서 인구의 약 1% 정도로 추정된다. 파킨슨병에 걸린 환자들 중 30~40% 정도는 파킨슨병의 말기에 치매의 증상을 나타낸다.

증상은 초기에는 몸과 팔, 다리가 굳고 동작이 둔함을 느끼게 된다. 그리고 가만히 있을 때 손이 떨리며, 말이 어눌해지고, 보폭이 줄고, 걸음걸이가 늦어지는 등의 현상이 나타나다 누적되어 치매로 발전되는 경우가 있다.

반대로 알츠하이머병 환자의 일부는 병이 진행하면서 파킨슨병의 증상을 보일 수도 있다.

파킨슨병에 의한 치매는 약물을 복용함으로써 운동장애 기능을 완화하여 줄 수 있지만 부작용 현상으로 망상, 환각, 일시적인 혼란 상태 또는 비정상적인 움직임이 나타날 수 있다.

피크병

피크병은 체코의 정신의학자 아놀드 피크(Arnold Pick)가 발견해 그의 이름을 따서 지은 것으로, 치매의 일종이다. 피크병은 알츠하이머, 루이소체병, 혈관성 치매에 이어 네 번째로 많이 발견되고 있다.

피크병은 뇌의 앞, 옆 부분이 위축돼 발생된다고 알려져 있으나 위축의 원인은 아직 명확하게 밝혀지지 않았다. 피크병은 노인층이 아니라 젊은 층에서도 많이 발견된다. 여성보다는 남성에게서 많이 발병되는 양상을 보이며, 우울증으로 오진하기 쉽다.

피크병의 증상은 뇌의 전두엽이나 측두엽이 손상되어 처음에는 언어 상의 장애가 오며, 점차 행동장애, 인격장애 그리고 결국은 기억장애가 나타나는 비교적 드문 뇌 질환이다.

피크병은 갈수록 증상이 심해져 결국은 언어장애와 이상행동 그리고 치매를 유발하게 된다. 예를 들어 주변 상황을 배려하지 않는 지나친 행동을 하거나, 갑자기 물건을 훔치는 등의 행동을 하고도 기억을 하지 못하는 증상을 보인다. 또한 단기간만 기억할 수 있고, 같은 음식을 자꾸 먹으려 하거나, 했던 말을 자꾸 반복하는 모습을 보이기도 한다.

피크병은 매우 이상한 행동양식을 보이기 때문에 종종 정신과 의사에 의해서 발견되기도 한다. 알츠하이머병과 같이 부검에 의해서만 확진할 수 있다.

크로이트펠트 야콥병

크로이트펠트 야콥병은 신경 및 신경근육계 이상이 빠르게 진행되는 대단히 희귀한 퇴행성 뇌질환이다. 크로이트펠트 야콥병은 프라이온(prion)단백질이라 불리는 물질에 의하여 발생하는 것으로 알려져 있다. 프라이온(prion)단백질은 핵산을 포함하지 않은 단백질로 구성된 감염 물질이다.

크로이트펠트 야콥병은 가족성, 감염성, 산발성 형태 모두 프리온 가설로 설명되어지고 있다. 다른 치매는 주로 노인층에 나타나지만 크로이트펠트 야콥병은 청년층과 장년층에서 나타난다.

크로이트펠트 야콥병의 증상은 초기에는 기억력 장애가 나타나고, 혼돈, 우울증, 행동 변화, 시력 장애, 조화 능력의 장애가 나타난다. 이후 의식장애와 근육의 간대성 근경련 또는 팔, 다리에 허약감, 또는 앞이 잘 안 보이는 등의 시각 증상으로 시작해서 매우 빠르게 진행된다.

크로이트펠트 야콥병에 걸리면 대략 10년이 지나야 질병이 발병하는 것처럼 보이나, 일부 사례에서 잠복기가 30년 이상 연장되기도 한다. 결국은 혼수상태에 이르게 된다.

헌팅톤병

헌팅톤병은 뇌의 특정 부위의 신경 세포들이 선택적으로 파괴되어 가는 진행성 퇴행성 뇌 질환을 말한다. 헌팅톤병은 4번 염색체의 '헌팅틴(Huntingtin)'으로 알려진 유전자의 돌연변이에 의해 발병하며, 유전되는 질환이다.

헌팅톤병은 근육간의 조정능력이 상실과 인지능력 저하 및 정신적인 문제가 동반되는 진행성의 신경계 퇴행성 질환으로, 유전적 질환으로 알려져 있다.

헌팅톤병에 걸리면 10~25년 또는 그 이상의 경과를 밟으며, 폐렴이나 기타 감염, 낙상으로 인한 손상 등 생명을 위협하는 합병증이 동반되기도 한다.

헌팅톤병은 사람의 몸과 마음을 모두 침범하여 사람을 힘들게 한다. 헌팅톤병에 걸리면 초기에는 손, 발, 얼굴, 몸통에 있는 각 부분이 내 의지와 관계없이 스스로 움직이며, 무의식적으로 몸을 비트는 듯한 비교적 느린 움직임이 나타난다.

병이 진행함에 따라서 인격과 지적 능력이 점차 떨어지고 기억력, 언어능력, 판단력 등도 점차 감소하게 된다. 치매는 이 병의 말기에 나타난다.

노인들에게서는 치매의 증상으로 주로 나타나는 것에 비해 얼굴이나 팔 등이 저절로 움직여지는 무도증 등으로 나타나거나 정신질환으로 나타날 수도 있다.

기타

술을 많이 먹어서 생기는 알코올 중독으로 인해 생기는 치매를 알코올성 치매라고 한다. 알코올성 치매는 술을 지속해서 많이 마시면 비타민 B_1의 결핍으로 뇌 손상을 일으키게 된다.

알코올성 치매는 알코올에 포함된 독성 물질에 의한 뇌기능 장애가 일어나며, 또는 다른 이유로 사용하는 약물에 의해서도 혼돈상태가 유발될 수 있고 인지장애나 치매증상도 나타날 수 있다.

알코올성 치매의 증상은 기억력이 손상되고 계획을 세우거나 판단하고 대인관계 기술과 균형을 담당하는 기능이 가장 많이 손상된다.

알코올성 치매는 술을 끊으면 증상이 좋아질 수 있으며, 비타민 B_1을 섭취하는 것도 예방에 도움이 되며 치매 증상을 호전시킬 수 있다.

이외에도 외부 원인에 의한 뇌손상, 대사성 뇌 질환, 갑상선 질환, 영양결핍증, 우울증, 후천성면역결핍증(HIV)감염에 의해 치매가 생긴다.

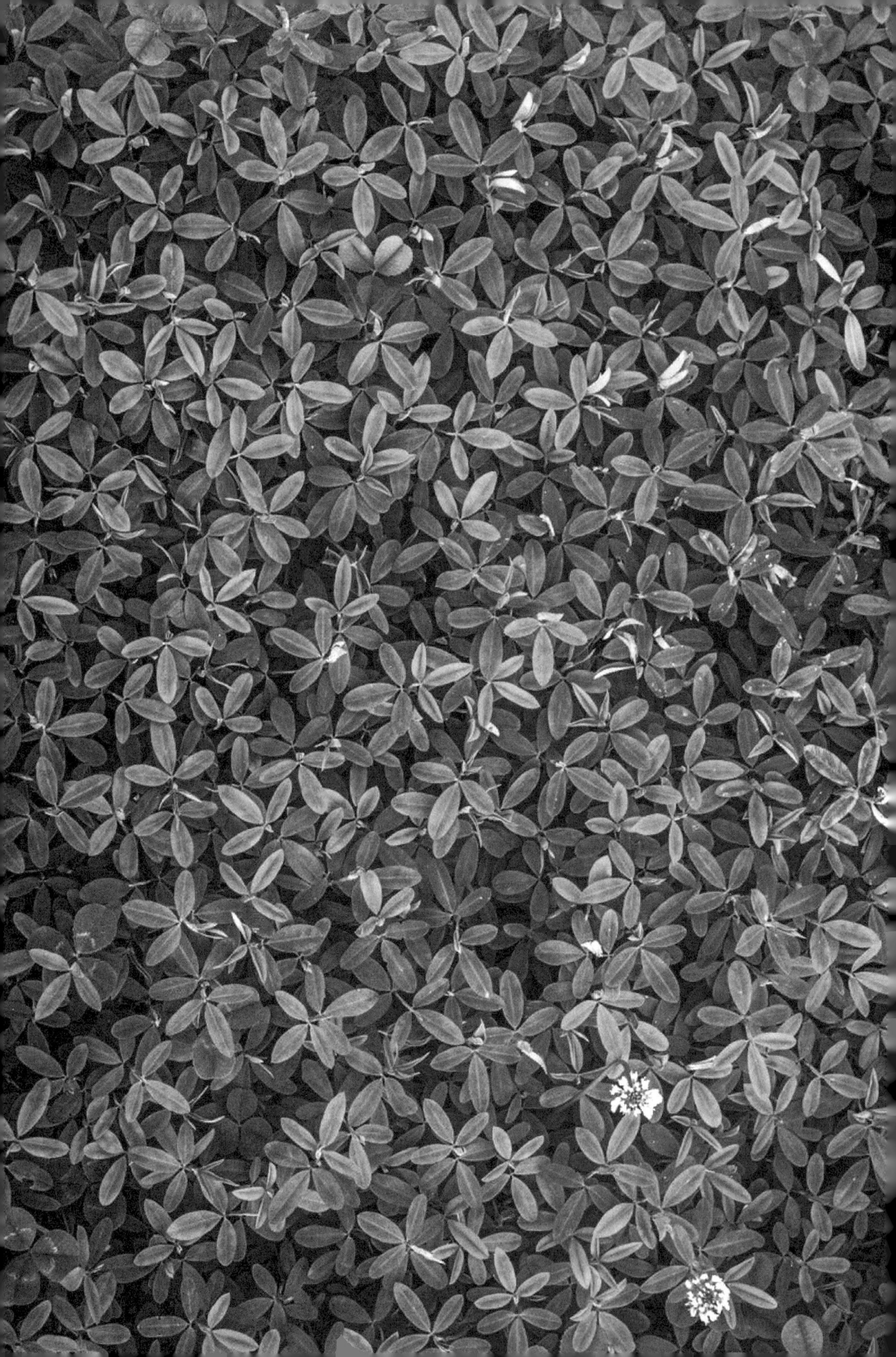

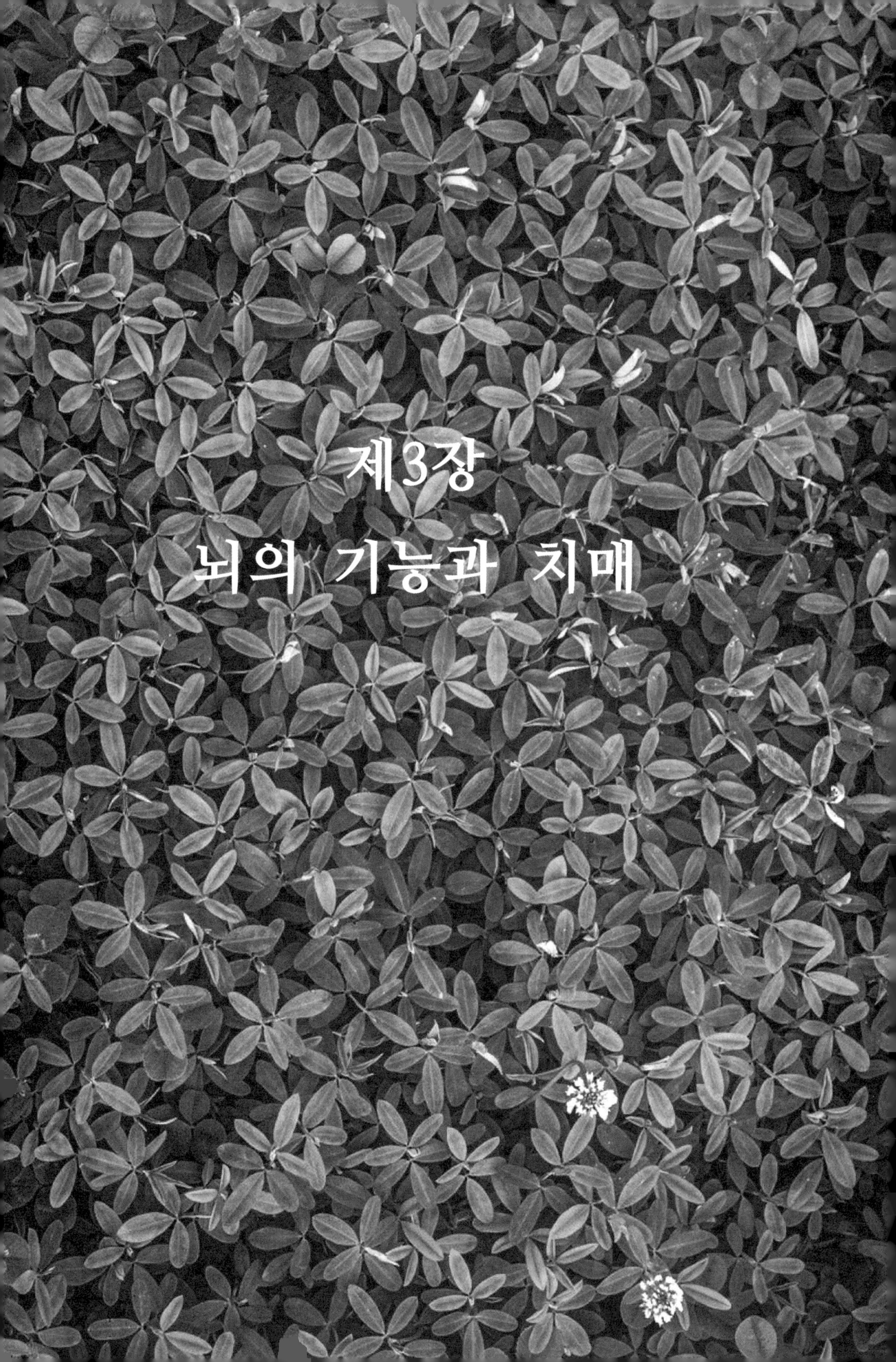

제3장

뇌의 기능과 치매

뇌의 특징

사람의 지능과 깊은 관계를 가지고 있는 것이 뇌다. 인간의 뇌는 모든 행동을 통제하고, 신체 각 부분을 통솔할 뿐만 아니라 학습, 기억, 사고, 문제해결, 감각, 운동 등에 대한 정보처리를 담당하는 신경세포로 구성되어 있는 매우 중요한 기관이다.

뇌는 인체 기관 중에서 가장 복잡한 구조로 되어있으며, 1,000억 개의 신경세포로 구성되어 신경세포가 밀집되어 있는 신경 덩어리라고 할 수 있다. 신경세포들은 끊임없이 정보를 교환하여 근육과 심장, 소화기관 같은 모든 기관의 기능을 조절할 뿐 아니라, 생각하고 기억하고 상상하는 등 인간의 복잡한 정신 활동을 일으킨다. 따라서 뇌는 우리 몸의 모든 기능을 관장하고, 사고하기 때문에 뇌가 조금만 손상을 입으면 그로 인해 영향을 받게 된다.

지금까지 알려진 사람의 뇌 가운데 가장 작은 것은 0.45kg, 가장 큰 뇌는 2.3kg인데 둘 다 지능은 보통이다. 동물 중에서는 고래의 뇌가 5~8kg 정도로 가장 크지만, 고래의 몸에서 뇌가 차지하는 비율은 약 1/2,000으로 매우 작으며, 인간보다 지능이 훨씬 낮다. 사람과 가깝다는 침팬지나 오랑우탄 같은 유인원도 몸 전체에서 뇌가 차지하는 비율은 1/100에 불과한 정도다.

사람의 뇌는 지구상의 어떤 동물보다 뇌가 차지하는 비율이 크기 때문에 동물에 비해서 사람이 지능이 높은 것이라 할 수 있고, 사람은 뇌의 크기에 따라서 지능은 별로 관련이 없는 것으로 나타났다. 지능이 높은 사람과 지능이 낮은 사람과의 뇌를 비교해보면 뇌의 크기보다는 지능이 높은 사람은 대뇌피질의 주름이 많이 잡혀 있어 대뇌피질이 넓었으며. 지능이 낮은 사람은 주름이 많지 않아 대뇌피질이 넓지 않았다. 따라서 지능은 대뇌피질이 얼마나 많은가에 따라서 높고 낮음이 결정된다고 할 수 있다.

우리의 뇌는 태어나서 2세까지 60%의 지능이 형성되며, 6세까지 80%가 완성된다. 그리고 24세까지 거의 100%의 지능이 완성되고 이후부터는 뇌세포가 죽기 시작하여 지능이 떨어지게 된다. 이후 사람에 따라 50~80세 사이에 뇌의 부피는 10%가 감소하고, 무게도 5~10% 줄어들게 된다. 이때 기억을 관장하는 전두엽의 대뇌피질과 기억을 분류하는 해마, 해마에서 대뇌피질을 연결해주는 신경세포인 뉴런도 줄어들게 되어 기억력이 떨어질 수밖에 없다. 이처럼 전두엽, 뉴런, 해마는 노화에 따른 영향을 가장 많이 받는다고 할 수 있다. 따라서 나이가 들면 자연스럽게 노망이나 망령 같은 것이 생길 수 있고, 후천적으로 뇌에 손상을 입어서 치매로 전환되기도 한다.

청년기에 비해 노인들은 뇌의 뒤쪽보다 앞쪽을 더 많이 사용하는데, 이는 감퇴된 기능을 보완하기 위해서다. 노인들은 뇌의 왼쪽과 오른쪽을 동시에 사용하는 빈도가 젊은이보다 높다.

뇌의 구조와 기능

뇌는 인체 기관 중에서 가장 복잡한 구조로 되어 있으며, 1,000억 개의 신경세포로 구성되어 신경세포가 밀집되어 있는 신경 덩어리라고 할 수 있다. 신경세포들은 끊임없이 정보를 교환하여 근육과 심장, 소화기관 같은 모든 기관의 기능을 조절할 뿐 아니라, 생각하고 기억하고 상상하는 등 인간의 복잡한 정신 활동을 일으킨다. 따라서 뇌는 우리 몸의 모든 기능을 관장하고, 사고하기 때문에 뇌가 조금만 손상을 입으면 그로 인해 영향을 받게 된다.

인간의 뇌는 대뇌, 사이뇌, 소뇌, 중간뇌, 다리뇌, 숨뇌로 나뉘며 그 역할을 보면 다음과 같다.

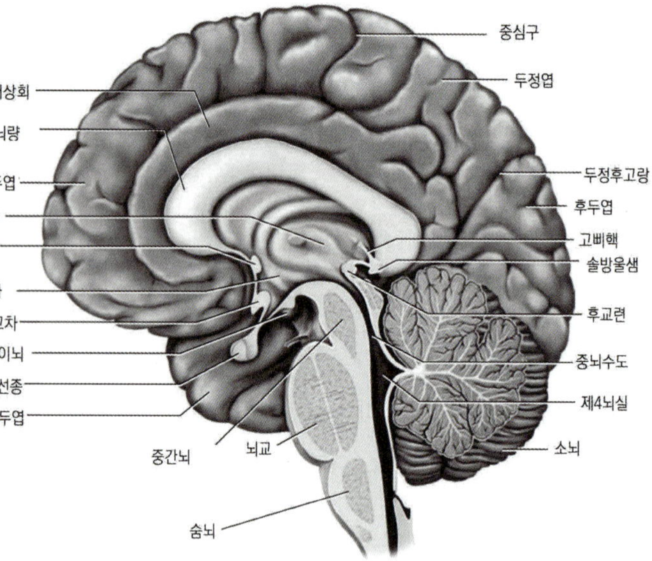

1) 대뇌

대뇌는 뇌 중 가장 많은 부분을 차지하며, 좌우 2개의 반구로 구성되어 있다. 표면의 대뇌피질과 내부의 백질로 구성되어 있으며, 신경세포와 신경 교세포들이 모여 있다. 이 중에서 신경세포가 주로 신체활동과 정신활동을 담당하는데, 그 신경세포의 몸체는 주로 뇌의 겉껍질 부분에 모여 있다. 그래서 이 부분을 피질이라고 부르고 약 간 회색 기운을 띄고 있어서 회백질이라고도 부른다.

대뇌가 담당하는 것은 감각 기관으로부터 들어온 감각 정보를 분석하고, 운동, 감각, 언어, 기억 및 고등정신기능뿐 아니라 생명유지에 필요한 각성, 자율신경계의 조절, 호르몬의 생성, 항상성의 유지 등의 기능을 수행한다.

2) 사이뇌(간뇌)

대뇌와 중뇌 사이에 위치하는 여러 신경 구조들의 복합체이다. 사이뇌는 시상상부, 시상, 시상하부, 시상 밑부로 구성된다. 사이뇌는 감각신호를 뇌에 입력하는 신경세포와 뇌의 다른 부분을 연결시켜 주는 감각신호 전달 기관으로 작용하는 역할을 한다.

사이뇌는 구성하는 부위에 따라서 기능이 다른데, 시상상부는 변연계와 뇌의 다른 부분을 연결하는 기능을 하고, 감정 조절에 관여한다. 시상하부는 자율신경계 중추이며 수분대사, 식욕, 수면, 각성주기, 체온조절 등에 관여하고, 호르몬 분비를 조절하는 기능을 한다.

3) 소뇌

머리 뒤쪽에 있는 소뇌는 전체 뇌 용적의 10% 정도를 차지하는 중추신경계의 일부로 대뇌의 뒤쪽 아랫부분에 위치하며 무게는 150g 정도이다. 소뇌는 표면에 있는 자잘한 주름이 많은 것이 특징이다.

소뇌는 평형기관에서 전달된 정보를 바탕으로 몸의 균형을 유지하며, 대뇌피질이 내린 운동 지시가 제대로 이루어지도록 우리 몸의 근육을 선택하여 어느 정도 움직이게 할지를 판단한다. 따라서 소뇌는 우리 몸의 균형을 유지하고 운동 기능을 조절하는 기능을 한다.

4) 중간뇌

뇌의 정중앙에 위치하여 '가운데골', '중뇌'라고 불린다. 중간뇌는 뇌의 대부분을 차지하고 있는 좌우 대뇌 반구 사이에 끼어 있는 뇌줄기를 구성하고 있다. 중간뇌를 포함하는 뇌줄기는 우리가 보통 '숨골'이라고 부를 정도로 사람의 생명을 유지하고 조절하는 데 중요한 기능을 한다.

중간뇌는 부피 자체는 아주 작지만 중요한 신경과 신경핵 등 필수적인 구조물들이 집약되어 있으며, 시각과 청각 신경이 지나는 곳이다. 중간뇌는 눈의 운동과 눈동자의 크기를 조절하고, 대뇌가 중요한 일에 집중할 수 있게 도와주는 기능을 한다.

5) 다리뇌(교뇌)

중간뇌와 숨뇌 사이 뇌줄기에 존재해 앞쪽으로 돌출되어 있으며, 중간뇌와 숨뇌, 소뇌를 다리처럼 연결하는 역할을 한다.

다리뇌는 얼굴신경이나 갓돌림 신경의 핵이 존재하는 곳이다. 중간뇌의 경우와 마찬가지로 올라가거나 내려가는 다양한 신경섬유의 통로로 소뇌와 대뇌 사이의 정보전달을 중계하며, 숨뇌와 함께 호흡 조절의 기능을 한다.

6) 숨뇌(연수)

숨뇌는 뇌줄기를 구성하는 하나의 부분으로 가장 아래쪽에 위치한 부위로 위로는 다리뇌와 아래로는 척수, 뒤로는 소뇌와 맞닿아 있다. 숨뇌의 앞면 정중선을 중심으로 피라미드라는 융기부가 있고 운동을 담당하는 겉질 척수로 신경 다발의 대부분이 이 곳으로 지나간다.

숨뇌는 호흡과 심장박동 순환을 조절하며 침 분비, 하품, 재채기와 같은 무의식적인 활동을 일으킨다. 또한 숨뇌는 몸의 상태를 일정하게 유지하거나 소화 등을 조절하는 생명 유지 기능을 담당한다.

전두엽

전두엽(前頭葉)은 말 그대로 머리 앞부분이라는 뜻으로 이마엽이라고도 한다. 인간의 뇌는 모든 동물 중 전두엽의 비중이 가장 크며 대뇌피질 중에서 가장 최근에 진화된 부분이며, 다양한 고급 기능을 담당한다.

1) 기능

전두엽은 다른 뇌 부위들과 연결되어 주로 인간의 인지와 정서기능을 관여하고, 나머지 뇌 부위를 통제하는 기능을 수행한다.

전두엽의 신경세포들이 주로 하는 일은 기억력, 사고력 등을 주관하고 다른 감각기관으로 부터 들어오는 정보를 조정하고 행동을 조절한다.

2) 손상

전두엽 관리기능에 손상을 입게 되면 인지적 측면에서는 판단력, 인지적 유연성, 창의성, 계획성, 추상적 사고 등이 심한 감퇴를 보이고, 주의력 결핍 과잉행동장애 증상(ADHD)이 나타나고, 행동적 측면에서는 적응 행동에 매우 광범위하고 심각한 문제를 보인다. 그리고 정서와 성격에서 극적인 변화가 일어나 무공감, 충동 조절장애, 냉정하고 반성이 없는 폭력성이 나타날 수 있다.

두정엽

두정엽(頭頂葉)은 머리(頭)의 정수리 부분(頂)이라는 의미로 뇌 중에서 가장 상층부에 있기 때문에 마루엽이라고도 한다.

1) 기능

두정엽은 신체를 움직이는 기능뿐 아니라 사고 및 인식 기능 중에서도 수학이나 물리학에서 필요한 입체·공간적 사고와 인식 기능, 계산 및 연상 기능 등을 수행하며, 외부로부터 들어오는 정보를 조합하는 역할을 한다.

특히 오른 쪽 두정엽은 공간을 파악하는 능력을 가지고 있으며. 공간에서 방향이나 위치를 파악하거나, 시계 바늘의 위치를 보고 시간을 파악하는 기능을 담당한다.

2) 손상

두정엽이 손상되면 위치나 방향 파악이 어렵고, 계산과 연산 기능이 떨어진다. 알츠하이머병에서는 이 두정엽 기능이 비교적 초기부터 저하되는 것으로 알려져 있다.

측두엽

측두엽(側頭葉)은 양쪽 귀의 위쪽인 이른바 '관자놀이' 라고 부르는 부위에 해당하는 영역을 말하기 때문에 관자엽이라고도 한다. 오른쪽 측두엽은 몸의 왼쪽을 통제하고, 왼쪽 측두엽은 몸의 오른쪽을 통제한다.

1) 기능

측두엽은 청각 정보와 후각 정보가 일차적으로 전달되는 영역이며, 기억력, 학습 능력, 언어 능력 등을 담당한다. 왼쪽 측두엽은 언어기억, 단어인식, 읽기, 언어, 감정 등을 담당하며, 오른쪽 측두엽은 음악, 안면인식, 사회질서, 물체인식 등을 담당한다.

2) 손상

측두엽에 손상을 입으면 언어에 대한 이해력이 급속하게 떨어진다. 알츠하이머병과 같은 질병에서는 이 측두엽 부위의 신경세포가 자꾸 죽어서 없어져 기억력이 떨어지고 언어 표현과 이해력이 점차 떨어져가게 되는 원인이 되기 때문에 치매와 밀접한 관계를 갖고 있는 부분이다.

후두엽

후두엽(後頭葉)은 대뇌의 뒤통수 부분에 해당하는 부위에 해당하기 때문에 뒤통수엽이라고 한다. 후두엽은 대뇌에서 가장 작으며, 후두엽에서 처리된 시각정보는 두정엽과 측두엽 두 갈래의 경로로 나뉘어 전달된다.

1) 기능

후두엽은 주로 시각적인 내용을 파악하는 기능을 가지고 있어 눈에서 온 시각정보가 모여서 사물의 위치, 모양, 운동 상태를 분석하고 통합하는 역할을 수행한다. 우리가 사물을 보면서 주변의 물건들을 파악하는 것은 후두엽 때문이다.

2) 손상

후두엽에 문제가 생기면 물체를 봐도 눈에 아무런 이상이 없어도, 시각정보를 파악, 분석하지 못하는 시각적 인지 불능 상태가 오게 된다. 또한 친숙한 사람의 얼굴을 알아보지 못하기도 한다.

변연계

변연계(邊緣系)는 대뇌반구의 입구를 둘러싼 부분을 말한다. 변연계는 대뇌 피질과 신진대사와 관련된 호르몬을 조절하는 시상하부 사이에 위치하며, 대개 변연 피질과 해마, 편도체 등을 포함한다. 변연계는 일련의 구조물들을 가리키며 주로 감정, 행동, 욕망 등의 조절에 기여하며 특히 기억에 중요한 역할을 한다.

1) 변연 피질

변연계를 구성하는 피질로서, 감정을 조절하는 주된 영역이라는 이유에서 감정피질이라 부른다.

2) 해마

바다에서 사는 해마와 비슷하게 생겨서 해마라고 한다. 해마는 학습한 것을 기억하며 감정 및 행동을 조절한다. 그리고 시상하부의 기능을 조절하는 기능을 한다. 가장 중요한 기능은 해마는 우리 몸의 각종 감각 기관들에 의해서 만들어진 정보가 들어올 때마다 이를 처리하며, 그 가운데 보관할 정보와 폐기할 정보를 분류하여 대뇌로 보내는 역할을 한다. 따라서 해마에 이상이 생기면 기억을 분류할 수 없기 때문에 기억도 저장되지 않는다. 치매에 걸리게 되면 해마가 찌그러들어 단기기억이 저장되지 않는 것으로 알려져 있다.

과음을 하게 되면 절제력이 떨어지고, 기억이 나지 않게 되는 것은 다량의 알코올이 체내로 들어오면, 분해되는 과정에서 아세트알데히드라는 물질이 만들어져 뇌의 기억 중추인 해마를 마비시켜서 기억이 저장되지 않기 때문이다. 음주 후 기억이 끊기는 현상이 반복되다 보면 해마의 기능이 점점 약해지면서 치매로 전환되게 된다.

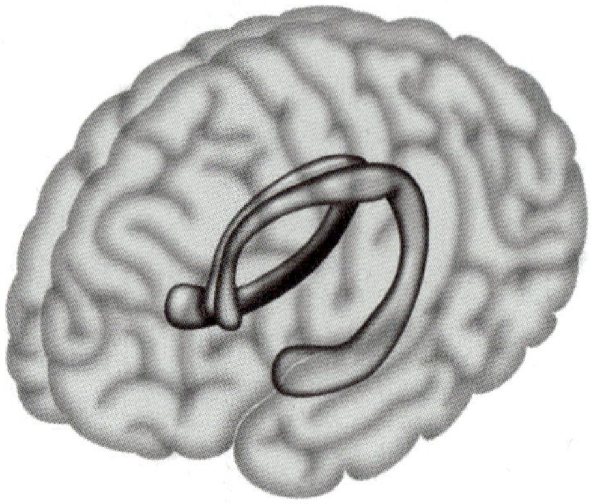

[2-3] 해마

3) 편도체

좌반구와 우반구에 하나씩 존재하며 감정을 조절하는 기능을 담당한다.

제4장
치매관련 정책과 제도

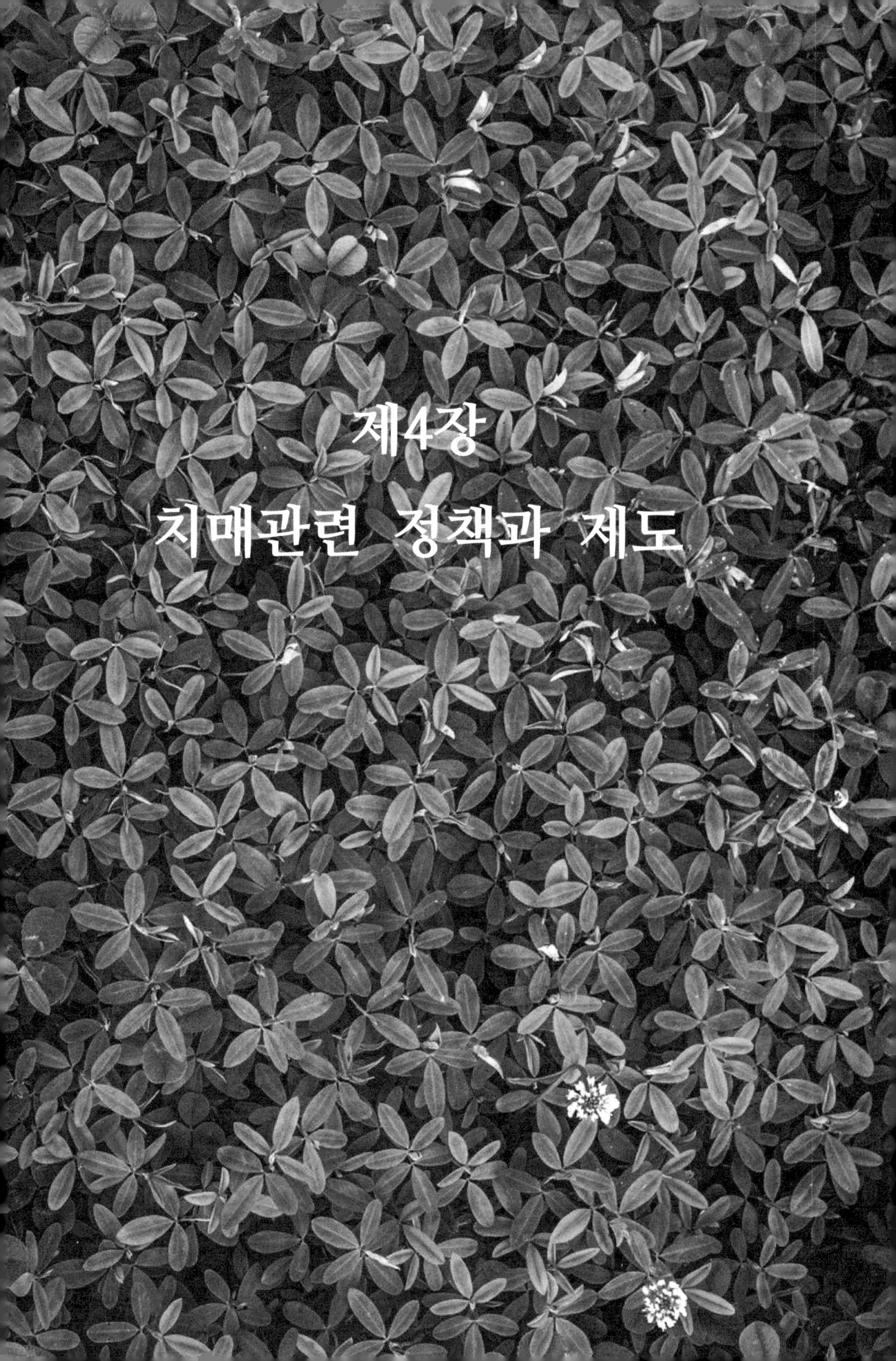

치매 국가책임제

정부는 2017년 7월 치매 국가책임제 공약을 발표하였다. 치매 국가책임제는 문재인 대통령의 대표적인 공약 중 하나로서 급증하는 치매환자의 증가에 따라 이를 개인의 부담으로 돌리기보다 국가가 앞장서서 국가 돌봄 차원으로 격상하여 해결하겠다는 의지를 보인 정책이다.

치매 국가책임제는 치매 예방, 조기 발견, 지속적 치료 및 관리 등을 통해 치매로 인한 사회적, 경제적 비용을 절감하자는 취지로 추진되고 있다. 이를 위해서 구체적으로 치매지원센터 지원, 치매 안심병원설립, 치매의료비 부담 완화, 전문 요양사 파견제 도입 등을 확충하는 것으로 되어 있다.

치매 국가책임제 공약 이행의 일환으로, 2018년부터 본격적인 치매 국가책임제의 시행을 위해 총 2023억 원 규모의 추경예산을 통해 전국 치매안심센터와 치매안심병원을 확충하기로 했다.

2023억 원의 치매 예산은 구체적으로 치매안심센터를 252개소로 확대하는데 1230억 원, 치매안심센터의 1개월 운영비 188억 원, 전국 공립요양병원에 치매전문병동 확충에 605억 원이 편성 되었다.

치매 노인 공공후견제

치매관리법에 따라 모든 지자체는 치매 노인 공공후견제를 실시해야 한다. 노인 공공후견제는 전문직에서 퇴직한 노인이 치매를 앓고 있는 저소득층 노인의 후견인 역할을 맡는 서비스를 말한다. 노인 공공후견제는 치매·독거노인에 대한 지원과 노인 일자리 창출이라는 목적을 가지고 실시하는 제도이다.

치매 노인 공공후견제도는 치매 국가책임제의 일환으로 정신적 제약으로 의사 결정이 어렵고 금융 사기 등 범죄에 취약한 치매 노인의 결정권을 보호한다는 취지다. 그래서 중증 치매를 앓으면서 보호자가 없이 혼자 사는 기초생활수급자 등에게 공공 후견 서비스를 제공한다. 대상자는 전국 4400명 정도로 추정된다.

먼저 각 지자체에 있는 독거노인 종합지원센터와 치매안심센터가 함께 대상자들을 찾게 된다. 찾아가는 치매 서비스와 검진, 독거노인 안부 확인 등을 활용한다. 여기서 확인된 저소득 치매 노인의 재산관리를 돕고 수술 등 중요한 의료행위를 동의하는 등의 후견인은 전문직에서 퇴직한 노인을 활용한다.

치매 노인 공공후견제도는 복지부 산하 중앙치매센터가 사업을 지원하는 역할을 맡는다. 지자체가 법원에 후견 심판을 청구할 때 심판청구서 작성을 돕고, 후견인에게 법률 자문을 해주게 된다. 각 지자체는 사업 시행 주체로서 이러한 절차를 총괄 관리한다.

노인 장기요양 보험제도

우리나라는 이미 2000년에 고령화 사회(aging society)로 진입하였고, 이후 세계에서 유례가 없을 정도로 빠른 속도로 고령사회(aged society)를 향해서 치닫고 있다. 이러한 급격한 고령화에 따라 치매나 중풍 등 일상생활이 어려운 노인의 수도 날로 증가하고 있다.

그럼에도 불구하고 장기요양이 필요한 노인을 집에서 돌보기 어려운 것이 지금의 실정이다. 노인의 장기요양 문제는 가정에서 부담해야 하는 비용이 과중하기 때문에 우리가 시급히 해결해야 할 심각한 사회적 문제이자 국가적인 문제이기도 하다.

이와 같은 노인의 간병·장기요양 문제를 해결하고자 사회적 연대 원리에 따라 정부와 사회가 공동으로 해결하는 사회보험 방식으로 노인 장기요양보험 제도를 도입하였다. 노인 장기요양보험 제도는 2007년 4월 노인 장기요양보험법이 제정되어 2008년 7월부터 시행되었다.

1) 노인 장기요양보험 제도의 개념

노인 장기요양보험 제도는 고령화 사회로 급속하게 진전함에 따라 요양보호가 필요한 노인의 생활 자립을 지원함으로써 가족의 부담을 줄여주고, 늘어나는 노인요양비와 의료비 문제에 적절하게 대처하고자 도입된 공적 제도다.

노인 장기요양보험 제도는 고령이나 노인성 질병 등으로 다른 사람의 도움을 받지 않고서는 생활하기 어려운 노인에게 신체활동 또는 가사지원 등의 장기요양급여를 사회적 연대원리에 의해 제공하는 사회보험제도다.

2) 장기요양신청 대상

장기요양신청 대상은 스스로 일상생활이 곤란한 65세 이상 노인과 치매,

뇌혈관성 질환, 파킨슨병 등 노인성 질환을 가진 65세 미만자이다. 신청접수는 국민보험공단 지사에 설치된 장기요양보험 운영센터와 시군구 읍、면、동 주민센터에서 할 수 있다.

신청인의 심신 상태를 조사하여 '장기요양 인정점수'를 산정해 등급을 판정하며, 요양 1~5등급으로 판정받을 경우 장기요양급여 서비스를 이용할 수 있다.

〈표-4〉 장기요양 인정점수 산정을 위한 영역별 심신 상태를 나타내는 52개 항목

영 역	항 목		
신체기능 (기본적 일상생활기능) (12항목)	·옷 벗고 입기 ·세수하기 ·양치질하기 ·목욕하기	·식사하기 ·체위변경하기 ·일어나 앉기 ·옮겨 앉기	·방 밖으로 나오기 ·화장실 사용하기 ·대변 조절하기 ·소변 조절하기
인지기능 (7항목)	·단기 기억장애 ·날짜불인지 ·장소불인지 ·나이·생년월일 불인지	·지시불인지 ·상황 판단력 감퇴 ·의사소통·전달 장애	
행동변화 (14항목)	·망상 ·환각, 환청 ·슬픈 상태, 울기도 함 ·불규칙수면, 주야혼돈 ·도움에 저항	·서성거림, 안절부절못함 ·길을 잃음 ·폭언, 위협행동 ·밖으로 나가려함 ·물건 망가트리기	·의미없거나 부적절한 행동 ·돈·물건 감추기 ·부적절한 옷입기 ·대소변불결행위
간호처치 (9항목)	·기관지 절개관 간호 ·흡인 ·산소요법	·욕창간호 ·경관 영양 ·암성통증간호	·도뇨관리 ·장루간호 ·투석간호
재활 (10항목)	운동장애(4항목)	관절제한(6항목)	
	·우측상지 ·우측하지 ·좌측상지 ·좌측하지	·어깨관절, 팔꿈치관절, 손목 및 수지관절, 고관절, 무릎관절, 발목관절	

〈표-5〉 노인 장기요양보험 등급판정 기준

등급	심신 기능 상태
1	일상생활에서 전적으로 다른 사람의 도움이 필요한 상태(95점 이상)
2	일상생활에서 상당 부문 다른 사람의 도움이 필요한 상태(75점 이상 95점 미만)
3	일상생활에서 부분적으로 다른 사람의 도움이 필요한 상태(60점 이상 75점 미만)
4	일상생활에서 일정부분 다른 사람의 도움이 필요한 상태(51점 이상 60점 미만)
5	치매환자(45점 이상 51점 미만)

3) 장기요양 급여

장기요양 급여는 6개월 이상 혼자서 일상생활을 수행하기 어렵다고 인정되는 자에게 신체활동, 가사활동의 지원 또는 간병 등의 서비스나 이에 갈음하여 지급하는 현금 등을 의미한다.

장기요양 급여는 재가급여, 시설급여, 특별현금급여로 나뉜다.

〈표-6〉 장기요양 급여

구분	내용
시설급여	노인 요양시설 및 노인 요양공동생활가정 등에 장기간 동안 입소하여 신체활동 지원 및 심신기능의 유지, 향상을 위한 교육, 훈련 등을 제공하는 장기요양급여
재가급여	방문요양, 방문목욕, 방문간호, 주·야간보호, 단기보호, 복지용구 등 가정을 방문하여 신체활동, 가사활동, 간호 등의 서비스를 제공하거나 주·야간보호시설이나 단기보호시설에서 신체활동 지원 등의 서비스를 제공하는 장기요양급여
특별현금급여 (가족요양비)	도서·벽지 등 방문요양기관이 현저히 부족한 지역에 거주하거나, 천재지변이나 그 밖에 이와 유사한 사유로 인하여 장기요양기관에서 장기요양급여를 이용하기 어려운자, 신체 정신 또는 성격 등 대통령령으로 정하는 사유로 인하여 가족 등으로부터 장기요양을 받아야 하는 수급자에게 현금으로 지급하는 제도

주간 보호소

주간보호소는 낮 동안 노인에게 가족 대신 보호서비스를 제공하는 기관을 말하는데, 평소 집에서 돌봐주는 가족이 직장에 나가 일하는 동안이나 돌봐줄 사람이 없는 상태에서 외출을 할 때 노인을 맡길 수 있는 곳이다. 주간보호소는 주간보호센터, 데이케어센터라고도 한다. 데이케어센터를 우리나라 말로 바꾸면 주간보호, 일시보호, 단기보호, 탁로소 등에 해당된다.

주간보호소의 운영목적은 주로 만성질환이나 기능장애로 거동이 불편한 노인이 낮 동안 지역사회 시설을 이용하여 일상생활에 필요한 서비스를 제공받으면서 부양가족의 경제적 · 신체적 · 심리적 부담을 경감시켜주는 데 있다.

주간보호소에 치매노인을 맡기고 필요에 따라 급식, 상담, 투약, 여가활동, 재활치료, 건강교육 등의 서비스를 이용할 수 있다. 기관에 따라 주야간 전부 맡길 수 있는 주야간보호센터도 있다.

1) 주간보호소의 종류

노인 주간보호소는 지역사회의 수용시설(양로원, 요양원 등)이나 이용시설(노인복지회관, 사회복지관, 교회 등), 병원, 또는 독립시설 등이 있다.

주간보호소의 이용료는 실비 수준으로 받으며, 주간보호시설은 1일(낮 동안 보호)로 규정하고 있는데 평일에는 오전 7시 30분부터 오후 7시 30분까지, 토요일에는 오전 7시 30분부터 오후 3시 30분까지 이용할 수 있다.

기관에 따라 오후 10시까지나 주야간 이용할 수도 있으며, 자신의 처지에 맞는 선택이 가능하다. 인터넷에서 거주지 가까운 곳을 검색할 수 있고, 주간보호소에서 대부분 차로 노인을 모셔가기 때문에 걱정하지 않아도 된다.

2) 이용대상

- 일상생활 수행능력에 지장이 있거나 노인성 질환이나 노화로 장애가 있는 자
- 일반 질환으로 일시적인 일상생활 서비스가 필요한 자
- 독거노인으로 낮 동안 주간보호 서비스가 필요한 자
- 기타 복지시설장이 주간보호 서비스가 필요하다고 인정한 자

3) 서비스 내용

- 생활지도 및 일상동작훈련 등 심신의 기능회복 및 강화를 위한 서비스
- 급식 및 목욕 서비스
- 취미, 오락, 운동 등 여가생활 서비스
- 지역사회 복지자원 발굴 및 네트워크 구축에 관한 사항
- 지역사회 자원봉사자 등 인적 자원 발굴 사업
- 이용 노인 가족에 대한 상담 및 교육 등

4) 실비 이용자의 이용범위

- 기초생활수급 노인을 우선적으로 보호하되, 시설에 여유 공간이 있고 우선순위 대기자가 없는 경우에는 실비 이용자를 이용 정원까지 수용 가능하다.
- 만일 정원이 충족된 시설에 기초생활 수급 노인이 입소를 신청한 경우 기존 실비 입소 노인 중에서 이용기간, 건강 상태, 소득 등 보호의 필요성을 고려해 퇴소 대상자를 결정해야 한다. 단 퇴소 준비기간은 최장 3개월을 초과할 수 없다.

5) 이용비용

- 65세 이상의 국민기초생활보호대상자 노인 무료
- 65세 이상의 저소득 노인 실비 부담
- 서비스 내용과 식비 등을 고려하여 실비징수가 가능
- 이용료는 1인당 4000~5000원(특별서비스의 경우: 1회당 1500원 추가)

단기 보호시설

단기보호시설은 부득이한 사유로 가족의 보호를 받을 수 없어 일시적으로 보호가 필요한 심신이 허약한 노인과 장애노인을 시설에 3개월 이하의 단기간만 입소시켜 보호하고 필요한 각종 서비스를 제공하는 기관을 말한다. 현재 단기보호시설은 복지재단, 노인복지관, 주간보호센터, 노인복지센터 등 현재 전국 258곳에서 운영하고 있다.

1) 보호기간

1회 45일, 연간 이용일수는 3개월을 초과할 수 없다. 시설장은 시설 이용신청 시 3개월의 이용제한으로 인해 노인에게 발생할 수 있는 환경적응상의 문제 등을 충분히 고지하고, 장기간의 이용이 예측될 경우 장기요양시설을 이용하도록 하여 노인의 건강에 피해가 생기지 않도록 하여야 한다.

2) 이용대상

- 일상생활 수행능력(Activities of Daily Living; ADL)에 지장이 있는 자
- 노인성 질환이나 노화로 심신의 장애가 있는 자
- 일반 질환으로 일시적인 일상생활 서비스가 필요한 자
- 독거노인으로 낮 동안 주간보호 서비스가 필요한 자
- 기타 복지시설장이 주간보호 서비스가 필요하다고 인정한 자

3) 서비스 내용

- 생활지도 및 일상동작훈련 등 심신의 기능회복 및 강화를 위한 서비스
- 급식 및 목욕 서비스
- 취미, 오락, 운동 등 여가생활 서비스

- 지역사회 복지자원 발굴 및 네트워크 구축에 관한 사항
- 지역사회 자원봉사자 등 인적 자원 발굴 사업
- 이용 노인 가족에 대한 상담 및 교육 등

4) 실비 이용자의 이용범위

- 기초생활수급 노인을 우선적으로 보호하되, 시설에 여유 공간이 있고 우선순위 대기자가 없는 경우에는 실비 이용자를 이용 정원까지 수용 가능하다.
- 만일 정원이 충족된 시설에 기초생활 수급 노인이 입소를 신청한 경우 기존 실비 입소 노인 중에서 이용기간, 건강 상태, 소득 등 보호의 필요성을 고려해 퇴소 대상자를 결정해야 한다. 이 경우에도 퇴소에 필요한 충분한 기간을 보장해야 한다. 단 퇴소 준비기간은 최장 3개월을 초과할 수 없다.
- 시설장은 실비 이용자와 계약할 때 이러한 규정을 충분히 설명해야 한다.

5) 비용

- 65세 이상의 국민기초생활보호대상자 노인 무료
- 65세 이상의 저소득 노인 실비 부담
- 서비스 내용과 식비 등을 고려하여 실비징수가 가능
- 1일 기준 8000원(기관에 따라 13,000~14,000원)

노인 장기요양

노인 장기요양은 2005년 9월 정부가 고령화 사회에 대비하기 위해 2000년부터 노인 장기요양을 정책과제로 검토하면서 노인수발 보험법, 노인수발 보장법안 등을 만들어 법안통과를 위해 국회에서 논의하고 심의하는 과정에서 수발이라는 용어를 '장기요양'으로 변경시켜 2007년 4월에 '노인 장기요양 보험법'이 통과되면서 사용되었다. 이후 사회적 취약계층에 한정되어 있던 대상자가 장기요양 필요도에 따라 서비스 대상자가 확대되면서 요양서비스 이용자 수도 급증했다. 이와 더불어 '요양보호서비스'란 개념을 제시하며 돌봄 기능을 의료부분의 간호서비스와 연계하여 제공할 수 있도록 제도가 설계되었다. 돌봄의 대명사로 제시되었던 복지서비스에 건강관리 및 간호처치, 돌봄에 초점을 맞춘 보건의료서비스가 제공되는 체계를 갖추었다.

장기요양기관은 노인을 돌볼 가족이 없거나, 치매노인이 심한 행동장애를 보이거나 완전히 누워 있어 가족의 간호에 한계가 생길 때 사용하는 시설이다. 노인장기요양서비스를 제공하는 시설에는 노인복지법에 명시된 재가노인복지시설과 노인의료복지시설, 그리고 노인 장기요양보험법에 명시된 재가장기요양기관의 일종인 방문간호서비스기관이 있는데, 이를 노인 장기요양보험법에서는 모두 장기요양기관으로 지칭하고 있다.

장기요양기관은 요양원, 요양병원, 요양센터, 노인복지센터, 재활요양병원, 노인병원 등 다양한 기관에서 운영하고 있다. 장기요양기관은 무료, 유료, 실비 등으로 구분되며, 무료시설은 대개 생활보호대상자로 한정되어 있어서 일반인이 이용하기는 어렵다. 장기요양기관은 많은 가족이 꺼리지만 시설에서 전문적인 돌봄을 받으면 가정보다 노인의 상태가 좋아지는 경우도 있다.

치매센터와 치매안심센터

정부는 2008년 9월 '치매와의 전쟁'을 선포한 후 국회는 2011년 8월 '치매관리법'을 제정하여 치매를 안정적이고 효율적으로 관리해나갈 수 있는 기반을 마련했다.

치매 진료의 전문화, 연구 · 개발, 치매 서비스의 질 관리 등을 추진하고, 전국 규모의 체계적이고 표준화된 치매 사업의 확대를 위하여 중앙 단위의 컨트롤타워가 필요하였다.

이에 보건복지부는 2012년 2월 발효된 '치매관리법'에 따라 2012년 5월 분당 서울대학교병원을 '치매와의 전쟁'의 컨트롤타워 역할을 수행할 수 있는 '중앙치매센터'로 지정했다.

중앙치매센터에는 전문교수, 간호사, 사회복지사, 임상심리사, 작업치료사 등의 전담직원이 치매예방과 조기발견 및 치료방법 연구, 치매관계자 관리 및 교육을 실시하여 치매환자와 치매환자와 가족의 행복증진에 기여하고 치매 인식개선을 위해 노력하고 있다.

1) 시설기준

- 사업수행을 위하여 필요한 사무실, 회의실, 교육·세미나실 등을 마련해야 한다.
- 위탁 운영의 경우에는 위탁받은 기관의 기존 시설 활용이 가능하다.
- 위탁받은 기관 내 설치를 원칙으로 하되, 부득이한 경우 주무 부처와 협의하여 기관 밖에 설치가 가능하다.

2) 직제기준

- 센터장, 부센터장을 두고 연구, 교육·홍보, 협력사업 등 팀을 구성·운영해야 한다.

3) 인력기준

- 배치기준 : 센터장 1인, 부센터장 1인, 팀장 각 1인 및 팀원 15인 내외를 배치해야 한다.
- 센터장은 위탁받은 기관의 직위와 겸직이 가능하나 주 2일(16시간) 이상 근무할 수 있어야 한다.
- 센터장은 다음 ①~⑤의 어느 하나에 해당하면서, 보건복지 분야 석사학위 이상 소지자 중 노인 관련 보건복지 분야 7년 이상 근무 경력자이어야 한다.

  ① 「의료법」에 따른 의료인

  ② 「사회복지사업법」에 따른 사회복지사

  ③ 「정신보건법」에 따른 정신보건전문요원

  ④ 5급 이상 공무원으로서 국가 또는 지방자치단체에서 보건복지 사업에 관한 행정업무에 5년 이상 종사한 경력이 있는 사람

  ⑤ 상기 4가지 중 어느 하나에 준하는 자격을 소지한 사람
- 부센터장은 상기 ①~⑤의 어느 하나에 해당하면서, 보건복지 분야 석사학위 이상 소지자 중 노인 관련 보건복지 분야 5년 이상 경력자이어야 한다.
- 팀장은 업무수행에 필요한 석사학위 이상 소지자 중 노인 관련 보건복지 분야 3년 이상 경력자이어야 한다.

4) 역할

- 광역치매센터 업무의 총괄ㆍ조정 및 기술 제공, 원활한 협조체계 구축 등을 지원해야 한다.

- 업무수행의 효율성 제고에 필요한 사항에 대하여 광역치매센터와 반기별로 회의를 개최, 의견을 수렴하고 그 결과를 사업운영에 반영해야 한다.
- 조직, 인사, 급여, 그 밖에 운영에 필요한 규정을 두고 이에 따라 센터를 운영하며, 다음의 기록 및 서류를 갖추어야 한다.

  ① 기관의 연혁, 운영 및 인사에 관한 기록

  ② 재산 목록과 그 소유권 또는 사용권에 관하여 확인할 수 있는 서류

  ③ 최근 3년 동안의 업무수행에 관한 자료
- 사업계획 및 실적, 예산·결산 및 조직운영 현황 등에 관한 자료를 반기별로 보건복지부에 보고

5) 주요업무

- 치매 연구사업에 대한 국내외의 추세 및 수요 예측
- 치매 연구사업 계획의 작성
- 치매 연구사업 과제의 공모·심의 및 선정
- 치매 연구사업 결과의 평가 및 활용
- 치매환자의 진료
- 재가 치매환자 관리 사업에 관련된 교육·훈련 및 지원 업무
- 치매 관리에 관한 홍보
- 치매와 관련된 정보·통계의 수집·분석 및 제공
- 치매와 관련된 국내외 협력
- 치매의 예방·진단 및 치료 등에 관한 신기술의 개발 및 보급

6) 치매관리 전달체계

- 중앙치매센터 : 분당 서울대학교병원
- 권역치매센터 : 지방 국립대병원에 설치된 노인보건의료센터에 개설
- 치매안심센터 : 전국 보건소의 치매상담실 및 사무실 등을 활용하여 치매

관리사업의 실무적인 일을 수행한다.

- 치매안심센터에 따라 업무의 차이는 있지만 일반적으로 대부분의 치매안심센터에서는 60세 이상 시민에게 치매선별검사를 무료로 실시한다.
- 치매 고위험군에 대하여는 진단검사, 감별검사를 협력 병의원에 의뢰하여 조기질환 발견 및 치료를 관리하고 있다.
- 치매환자치료비 지원 대상자에 대하여는 월 3만원 이내의 약제비를 지원하여 경제적 부담을 경감하고, 치매재활 프로그램을 통하여 인지능력을 향상시켜 증상완화 및 가족에게 치매환자 간병과 관련한 교육을 실시하여 환자를 이해하고 소통하는 장을 마련한다.

• 거점병원 : 공립요양병원 중 예산을 지원받아 치매인지 재활 서비스 등을 제공하면서 치매 임상 기능의 질 제고를 도모하는 병원

치매 상담 콜센터

치매상담 콜센터는 치매환자나 그 가족, 전문 케어제공자, 치매에 대해 궁금한 일반인은 누구나 이용할 수 있으며, 전국 어디서나 국번 없이 '1899-9988'로 전화하면 24시간, 365일 연중무휴로 이용할 수 있다.

전화번호인 '1899-9988'은 '18세 기억 99세까지, 99세까지 88하게 살라'는 의미다.

1) 시설기준

- 상담 받는 사람의 신분, 사생활 및 상담내용 등 노출 방지를 위한 칸막이, 효과적인 상담 · 교육 프로그램 등 운영을 위한 장비(녹취기, 카메라 등) 등 상담 수행을 위한 적합한 공간과 설비를 갖추어야 한다.
- 위탁받은 기관 내 설치를 원칙으로 하되, 부득이한 경우 주무부처와 협의하여 기관 밖에 설치 가능하다.

2) 인력기준

- 배치기준은 센터장 1인, 상담팀장 1인, 전문·일반상담원 및 사무보조원을 두어야 한다.
- 센터장은 위탁받은 기관의 직위와 겸직이 가능하나 주 2일(16시간) 이상 근무해야 한다.

3) 자격기준

- 센터장, 상담팀장, 전문·일반상담원 및 사무보조원은 아래 기준을 충족해야 한다.
- 센터장은 다음 ① ~④의 어느 하나에 해당하면서, 노인 관련 보건복지 분

야에서 7년 이상 경력자이어야 한다.

① 「의료법」에 따른 의료인
② 「사회복지사업법」에 따른 사회복지사
③ 「정신보건법」에 따른 정신보건전문요원
④ 이에 준하는 자격을 소지한 사람

- 상담팀장은 상기 ①~④의 어느 하나에 해당하면서, 노인 관련 보건복지 분야에서 5년 이상 경력자이어야 한다.
- 전문상담원은 상기 ①~④의 어느 하나에 해당하면서, 노인 관련 보건복지 분야에서 3년 이상 경력자이어야 한다.
- 일반상담원은 상기 ①~④의 어느 하나에 해당하면서, 노인 관련 보건복지 분야에서 1년 이상 경력자이어야 한다.
- 사무보조원은 고졸 또는 동등 학력 이상 소지자로 해당 분야 경력자이어야 한다.

4) 역할

- 치매환자와 가족에 대한 전화 상담을 실시하고, 동의를 받아 지속적인 사례관리와 자원연계 등을 지원하여야 한다.
- 월별로 상담실적을 정리하고 치매환자와 가족의 주요 정책제안 및 제도 개선사항에 대한 요구를 수집하여 보고하여야 한다.
- 상담원 채용 시 치매 전문상담 능력 향상을 위하여 2개월 범위에서 이론 및 실습 교육을 이수하는 수습기간을 둘 수 있다.
- 조직, 인사, 급여, 그 밖에 운영에 필요한 규정을 두고 이에 따라 센터를 운영하며, 다음의 기록 및 서류를 갖추어야 한다.
  - 기관의 연혁, 운영 및 인사에 관한 기록
  - 재산 목록과 그 소유권 또는 사용권에 관하여 확인할 수 있는 서류
  - 최근 3년 동안의 업무수행에 관한 자료
- 사업계획 및 실적, 예산ㆍ결산 및 조직운영 현황 등에 관한 자료를 반기별

로 보건복지부에 보고하여야 한다.

5) 주요업무

- 치매에 관한 정보제공
- 치매환자의 치료·보호 및 관리에 관한 정보제공
- 치매환자와 그 가족의 지원에 관한 정보제공
- 치매환자의 가족에 대한 심리적 상담
- 그 밖에 보건복지부장관이 필요하다고 인정하는 치매 관련 정보의 제공 및 상담

제5장

치매예방을 위한 심리치료

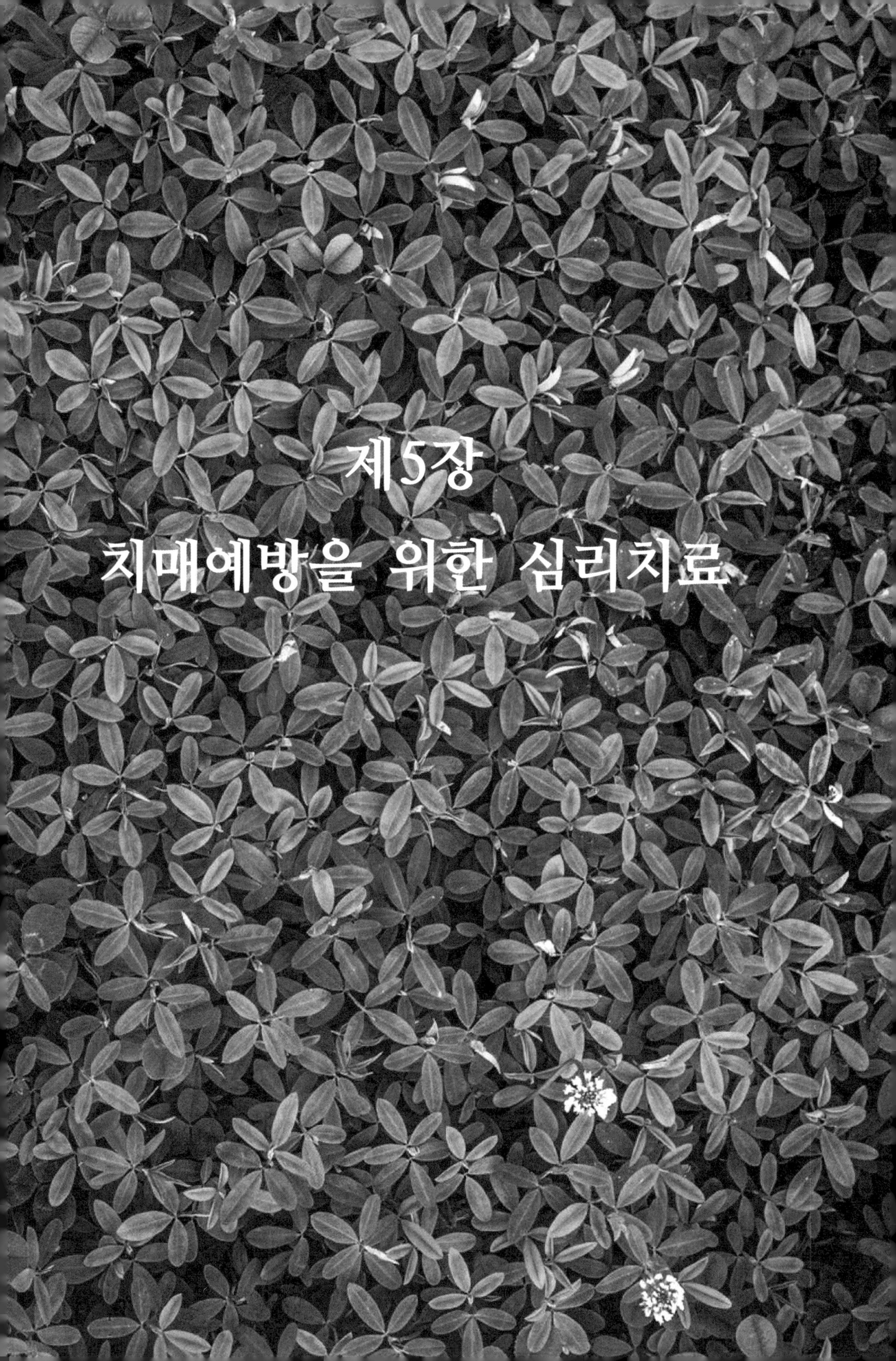

미술치료

미술치료(art therapy)는 1800년대와 1900년대 초 유럽에서 정신병리 진단의 보조도구로 사용되면서부터 시작되었다. 그리고 산업화의 발달로 인간성 상실이 사회적 문제가 되면서 정신병리적 문제가 본격적으로 연구되었다.

미술치료란 미술이라는 매체를 통해 심리적·정서적 갈등을 완화시켜 원만하고 창조적으로 살아갈 수 있도록 도와주는 심리치료법이다.

미술치료는 미술창작활동을 통해 개인의 심리상태나 정서 상태를 파악하고, 갈등관계의 심리정서적인 요소들을 미술창작활동을 통해 조화롭게 해결하도록 도와줌으로써 병리적인 정신구조의 재편성뿐만 아니라 심리적인 갈등 완화를 도와주는 치료활동이라 할 수 있다.

1) 미술치료의 방법

미술치료는 지금까지 나와 있는 심리치료법 중에서 가장 많은 연구와 임상 결과를 가지고 있는 분야다.

미술치료는 원래 미술적 표현방법과 치료라는 영역이 합쳐지면서 이론이 정립되었다. 따라서 미술치료는 예술치료, 예술요법, 미술치료, 회화요법 등으로 불린다.

미술치료의 진단방법으로는 회화요법, 묘화요법, 그림요법 등 다양하게 사용되고 있으며, 표현방법으로는 그림, 조소, 디자인, 서예, 공예 등으로 사용할 수 있다. 때문에 다른 치료에 비해 다양하게 활용되고 있어 내담자의 상태를 객관적으로 보는 데 효과적이다.

2) 미술치료의 목적

미술치료의 목적은 인간 개인이 가진 사회적 상호관계에서 어려움에 처한 정서적 불안이나 삶의 어려운 상황을 표출하고, 때로는 개인의 내면적인 문제점을 발견하고 해결하여 건강한 사회생활을 영위할 수 있도록 돕고, 때로는 개인의 무의식을 탐구하는 데 있다.

3) 미술치료의 효과

- 노인이 그린 그림 속에는 자신만의 감정과 생활을 반영한 비언어적 표현이 감추어져 있다. 따라서 자유로운 그림 표현을 통해 치매환자는 어려움 없이 자신의 속마음을 거부감 없이 내놓는 동시에 언어가 주는 표현의 어려움과 두려움의 완충제 역할을 해주기 때문에 우울증을 감소시킨다.

- 치매환자가 가질 수 있는 불행한 자기감정이나 고독감을 창조적인 미술치료 활동을 통해 감소시킬 수 있다.

노인은 결과물을 보며 자신이 성취하였다는 뿌듯함과 기쁨을 누리게 되는데, 이러한 감정은 자기효능감을 갖게 함으로써 삶에 대한 긍정적인 시각을 가지도록 한다.

- 붓이나 펜 등의 미술도구를 사용하면 노인의 굳어진 소근육을 사용하게 하므로 신체적으로도 건강에 도움을 준다.

- 미술은 평면적이고 입체적인 활동을 통해 시각적 집중력과 발달을 도와줌으로써 공간지각능력을 높인다.

- 미술치료 활동을 집단으로 하면 치매환자가 집단구성원으로서 소속감을 가지고 집단의 공통적 어려움을 공유하게 된다.

또한 자신의 행동을 집단의 피드백을 통해 알게 되므로 타인에게 미치는 서로 간의 행동에 관심을 가지면서 자기 내면의 감정변화에 따른 행동변화에 영향을 미친다.

- 타인에게 자신을 표현하는 데 어려움을 가진 내담자는 그림이라는 매체를 통해 의사소통할 수 있으므로 좀 더 쉽게 원만한 대인관계를 형성할 수 있다.
- 합동으로 작품을 만드는 미술활동에 참여하면 협동의식을 통해 타인의 감정을 인식하고 이해함으로써 적절한 대인관계를 개선시킬 수 있다.

웃음치료

웃음은 유머의 자연스러운 반응으로 상호작용을 가능하게 하는 의사소통의 일종이다. 웃음의 사전적 의미로는 '쾌적한 정신활동을 수반하는 정서반응'이라고 하였으며 여기에는 신체적인 활동을 포함한 변화를 의미한다.

웃음은 긍정적인 웃음과 부정적인 웃음으로 분류된다. 웃음은 대인관계를 형성하며 살아가는 인간의 비언어적인 의사소통의 하나고, 상호관계성에서 웃음이라는 매개를 통해 부정적 관계와 긍정적 관계를 알리는 상징적 도구이기도 하다. 긍정적인 웃음은 대인관계를 보다 친밀하고 협조적인 관계로 만들어주고, 일상생활의 창의적 사고수준을 증진해주는 역할로 업무의 생산성과 결속력을 극대화하는 요소이기도 하다.

웃음치료(laughter therapy)란 웃음을 통해 자신의 신체적·감정적 상태를 표현함으로써 그 과정에서 즐거움을 찾고, 신체적·정신적 잔존 기능을 극대화시킴으로써 자신에게 긍정적인 변화를 가져오는 것을 말한다. 웃음을 통해 건강한 신체적·정신적·사회적 관계를 형성하고, 궁극적으로 인간의 삶의 질을 높이며 행복을 찾을 수 있도록 도와주는 것이라 할 수 있다.

1) 웃음치료의 특징

- 웃음은 스트레스를 없애준다. 웃음은 스트레스의 천적이라고 한다. 실제로 아프다는 생각을 하면 자리에 눕게 되는데, 이때 자리에 눕는 대신 온몸으로 한바탕 크게 웃다보면 혈액순환이 두 배 이상 증가하고 근육이 풀리고 피로가 사라진다.
- 웃음은 즐거운 감정을 불러일으킨다. 우리가 즐거운 감정을 가지면 우리 몸의 기능을 극대화시켜준다. 한바탕 웃으면 침의 분비량을 늘려 소화를 돕고, 웃고 있는 동안에는 위염에도 효과가 있다.

- 혈액순환이 좋아진다. 한바탕 웃으면 혈액순환을 증가시키고, 심장을 튼튼하게 하여 심장마비나 심혈관계 질환을 예방할 수 있다.
- 웃음은 심한 두통이나 허리 통증에 좋다. 웃음치료를 받고 나면 적어도 몇 시간 정도는 통증 없이 지낼 수 있다. 웃을 때는 모르핀보다 진통효과가 무려

200~300배 강한 엔도르핀과 엔케팔린 등의 진통호르몬이 다량 분비되기 때문이다.

- 면역계가 강해져 암을 예방할 수 있다. 웃음은 항체분비를 증가시켜 우리 몸의 저항력을 강하게 하여 암을 예방할 수 있다.

2) 웃음치료의 효과

- 웃음은 노인에게 즐거운 마음을 만들어주니, 자연스럽게 우울한 마음을 사라지게 하여 우울증을 치료하는 데 탁월한 효과가 있다.
- 웃으면 다양한 호르몬이 분비되는데 이때 집중력을 높여주는 도파민의 분비도 증가함으로써 인지기능을 유지하거나 높이는 데 도움이 된다.
- 웃음을 통해 긍정적으로 세상을 보게 되고, 결국에는 삶 자체를 즐거운 마음으로 살도록 해준다.
- 우울, 불안, 분노, 절망 같은 부정적인 감정이 조금씩 사라지고 세상과의 관계를 정상적으로 유지할 수 있다.
- 혈관계 치매에 나쁜 스트레스를 없애주어 혈관계 치매를 예방할 수 있다.

3) 웃음치료의 실제

① 생수웃음

한 손에는 웃음통을 들고 또한 손에는 웃음 컵을 든 시늉을 하면서 웃음통에 있는 웃음을 웃음 컵에 따르며 신나게 웃다가 물 컵을 입에 갖다 대며 시원하게 물을 마시는 흉내를 낸다.

② 박장대소

손뼉을 크게 치며 웃음은 '하 하 하' 로 크게 길게 배꼽이 빠지도록 웃는다.

③ 책상대소

박장대소와 동일한 방법으로 책상을 두드리면서 웃는다. 발도 함께 구르면서 하면 더욱 효과적이다.

④ 뱃살대소

박장대소와 동일한 방법으로 자기 뱃살을 두드리면서 크게 신나게 웃는다.

⑤ 사자웃음

혀를 길게 내밀고 눈은 뒤집고 두 손은 아랫배를 치고 머리는 도리도리 좌우로 흔들며 크게 소리를 내면서 웃는다. 옆 사람과 서로 마주보고 손은 사자 갈퀴처럼 앞으로 하고 머리를 흔들며 웃는다.

⑥ 거울웃음

손바닥을 거울이라고 생각하고 손바닥을 보며 표정을 지으며 "나는 행복해" "나는 즐겁다", "나는 나를 사랑해" 하며 웃는다. 거울이 앞에 있지 않더라도 언제 어디서나 혼자서 손을 보며 아름답게 미소를 지으며 하하하~ 멋지게 웃어라. 옆의 짝꿍과 함께 거울이 되어 웃어라. 한 사람은 거울이고 한 사람은 웃는다. 거울은 상대가 웃는 표정과 행동, 웃음을 그대로 따라한다.

⑦ 펭귄웃음

양손을 엉덩이 골반에 손바닥을 펴서 붙이고 엄마 펭귄을 서로 따라다니며 신나게 웃는다. 이때 입 모양을 오므리고 발동작은 보폭을 짧게 움직이며 재미있게 진행하고 아빠 펭귄, 아기 펭귄 순으로 서로 따라다니며 신나게 웃어본다.

⑧ 핸드폰 웃음

때론 힘들고 지쳐 있을 때 통증이 있을 때 핸드폰을 들고 누구하고 통화하는 척하며 신나게 웃는다.

⑨ 칭찬 웃음

서로 가위 바위 보를 하여 진 사람이 이긴 사람을 칭찬하도록 하고 이때 이긴 사람은 답례로 크게 웃어 준다.

⑩ 거울웃음

양손을 가슴 앞에서 거울처럼 펼쳐놓고 거울을 보며 "거울아 거울아 이 세상에서 누가 제일 예쁘니" 하고 물어 본다음 "나"라고 대답한 후 크게 하하하---웃은 다음 또 "거울아 거울아 이 세상에서 누가 제일 예쁘니"라고 물어 본 다음 "또 나"라고 대답하고 크게 웃음다음 "거울아 거울아 이 세상에서 누가 제일 예쁘니"라고 물어 본 다음 " 역시 나"라고 대답하고 더 크게 웃어본다.

⑪ 마음웃기

"나는 행복해", "사랑해"를 외치며 자신의 가슴을 끌어안으며 행복한 미소를 끌어낸다. '당신은 사랑받기 위해 태어난 사람' 음악을 틀어 놓는다. 음악을 들으며 자신의 존귀함을 깨닫고 천하보다 귀하고 값진 자신의 존재를 사랑할 수 있는 마음을 갖게 한다.

⑫ 파도타기 웃음

파도타기 웃음은 다양한 방법으로 시도할 수 있는데, 강당에서도 가능하다. 한 사람이 먼저 박장대소를 시작하면 차례대로 박장대소를 한다. 처음 사람은 끝날 때까지 박장대소를 하는 것으로 큰 웃음파도를 맛볼 수 있어 건강한 웃음소리를 이끌어 낸다.

⑬ 샤워 웃음

우리의 몸은 때밀이로 밀지만, 마음의 때를 웃음으로 밀어본다.

두 사람이 한 조가 되어, 부위별로 목욕을 시킨다. 부위별로 웃음을 달리하여 웃음을 끌어올려 준다. 한 사람이 엄마가 되고, 다른 한 사람은 아이가 되어 웃음세수를 시켜줘도 재미있다.

⑭ 스티커를 이용한 칭찬 웃음

여러 가지 스티커를 이용하여 놀이와 함께 웃음을 나누는 웃음기법이다.

서로 '가위 바위 보'를 해서 스티커 하나를 붙이면서 칭찬해 준다.

또 다른 사람을 만나서 웃음인사를 하고 똑같은 방법으로 웃음을 나눈다.

마지막 반전을 위해 한꺼번에 가위 바위 보를 해서 한방에 붙이고, 많이 붙이거나 정해진 개수를 다 붙였을 때는 선물을 해도 좋다.

음악치료

음악치료(music therapy)는 환자의 건강을 회복시키기 위하여 음악이라는 매개체를 통하여 개인이 가진 문제를 해결하고 변화를 이끌어내는 치료적인 과정을 말한다.

음악치료의 대상은 정신 장애나 발달 관련 장애를 가진 사람, 알츠하이머병 등 노화와 관련된 질병을 가진 사람, 후천적인 외상으로 고통 받는 사람, 뇌 손상을 입은 사람, 육체적 질환으로 만성적인 고통을 가지고 있는 사람 등이 음악치료의 대상자가 되며, 건강한 사람도 음악치료의 혜택을 받음으로써 그들의 삶의 질을 높일 수 있다.

1) 음악치료의 방법

음악치료의 표현 방법은 음악듣기, 연주하기, 춤추기 등으로 이루어진다. 음악이 치료적 도구로 사용되는 이유는 음악은 인간행동이며, 리듬은 조직자이며 에너지의 원천이고, 시간의 흐름 속에 존재되는 구조적인 현실이며, 장소와 사람의 수에 크게 구애 받지 않으며 자유롭게 적용될 수 있다.

음악은 정보 운반, 학습, 자극을 유도함으로써 환자의 내면세계를 열리도록 하여 환자의 경향, 선호도, 친숙함, 현재의 기능을 파악하여, 음악을 통한 의미 있는 경험이 일어날 수 있는 치료적 환경을 만들어낸다.

2) 음악치료의 효과

- 노래는 여러 시대의 인생을 반영하고, 노인은 노래를 통해 지나간 그 시절의 일을 회상하게 된다. 따라서 시대별로 유행했던 친숙하고 익숙한 노래를 들려줌으로써 회상을 통해 장·단기기억을 자극하여 젊어서 좋아했던 노래나 음악을 감상하며 회상력과 장기기억력을 증진시킨다.

- 음악은 기억과 정서를 자연스럽게 자극하기 때문에 치매환자의 마음을 편안하게 이완시키는 데 효과적으로 사용될 수 있으며, 사회적 관계증진과 성취감을 갖게 하여 삶의 존재가치를 높일 수 있다.
- 그룹 활동으로 노래 부르기를 하면 표현을 통해 서로 교감하면서 사회 통합감을 높인다.
- 간단하고 반복적인 음악을 들려주면 음악을 듣기 위해 집중력과 주의력을 강화시킨다.
- 타악기 연주는 신체기능이 저하된 노인에게 있어 감각운동을 도울 수 있다. 또한 연주과정에서 신체로 전달되는 촉각적 반응과 음색과 공명 등의 청각적 반응을 경험할 수 있다.
- 악기를 연주하면 상지의 소근육 운동 능력을 향상시킬 뿐 아니라 신체 움직임의 강화로 신체 재활에도 효과적이다.
- 타악기 연주활동은 노인의 우울감을 감소시키고 자존감과 자기만족감을 상승시켜 긍정적인 언어를 사용하는 효과를 가져온다.

3) 음악치료의 실제

① 우울할 때

우울 상태에 빠져 있을 때는 경쾌한 음악에 대한 거부반응을 일으키기가 쉽다. 하지만 우울한 음악은 자신의 기분과 맞기 때문에 쉽게 동조하게 된다. 우울할 때는 먼저 어둡고 슬픈 음악을 듣는 것은 '동질성의 원리'에서 비롯되는 치료 효과를 기대할 수 있다. 현재의 감정 상태와 공감이 될 수 있는 음악을 먼저 들려주고, 그 감정을 충분히 승화시킨 후 밝고 경쾌한 음악을 듣게 되면 우울증에서 벗어 날 수 있다.

▶ 추천곡 ·차이코프스키의 '비창', '우울한 세레나데'

· 브람스의 '교향곡 1번 C단조 작품 68'

· 주페의 '시인과 농부 서곡'

② 불면증이 심할 때

불면이 계속되면 피로 누적 및 눈의 충혈 등 육체적인 질병의 초기 증상이 나타나게 된다. 무엇보다 불규칙한 생활을 조절하면서 심신을 안정시켜줄 수 있는 조용하고 편안한 곡을 듣는다. 처음에는 자장가나 야상곡같이 단순하고 반복적인 음악으로 시작한다. 약간 크다 싶을 정도의 음량에 몸을 내맡겨 보다가 조금씩 안정되는 느낌이 들면 볼륨을 줄인다.

▶ 추천곡 ·쇼팽의 '야상곡'
· 슈베르트의 '자장가'
· 모차르트의 '플루트 협주곡'
· 멘델스존의 '봄노래'
· 우리나라 전통 음악인 사물놀이패의 음악 연주나 낙수물 소리, 파도·강물 등 자연의 소리

③ 불안할 때

불안할 때는 깊은숨을 통해 긴장을 풀어주면서 편안한 음악을 듣게 한다. 음악은 왈츠와 같이 가벼운 춤곡이나, 자연의 아름다움을 묘사한 경쾌한 곡들이 추천할만하다. 볼륨은 너무 크지 않는 쪽이 좋다.

▶ 추천곡 ·비발디의 '사계 중 가을'
· 바흐의 '두 대의 바이올린을 위한 협주곡 2악장'
· 요한 스트라우스의 '왈츠곡'

독서치료

독서치료(biblio therapy)는 간단하게 독서 자료를 읽거나 들은 후에 토론이나 역할놀이, 창의적인 문제해결 활동 등의 과정을 거치고, 독서 자료로부터 문제에 대한 통찰력을 이끌어내도록 돕는 것이다.

즉 독서치료는 발달이 부족하거나 특정하고 심각한 문제를 가지고 있는 내담자를 대상으로 다양한 문학작품들을 매개로 하여 치료사와 일대일이나 집단으로 토론, 글쓰기, 그림 그리기, 역할극 등 여러 가지 방법의 상호작용을 통해서 자신의 적응과 성장 및 당면한 문제들을 해결하는 데 도움을 얻는 것을 말한다.

1) 독서치료의 방법

독서치료가 다른 일반적인 독서와의 차이는 책을 읽은 후에 구체적인 활동이 반드시 함께 일어나야 한다는 것이다. 독서치료연구학회에서는 독서치료를 발달적 독서치료, 임상적 독서치료로 나눈다.

발달적 독서치료는 사람이 정상적인 일상의 과업에 대처하기 위해 문학작품을 활용하는 것이다. 예를 들어, 치매에 대한 교육을 직접 듣는 것보다 치매와 관련된 책을 읽으면 치료의 의미보다 전체적인 발달을 도울 수 있다는 것이다. 임상적 독서치료는 정서적으로나 행동 면에서 심하게 문제를 겪고 있는 사람들을 도와주는 개입의 형태로서 특별한 문제에 초점을 둔다. 예를 들어, 치매환자에게 또래관계, 가족관계뿐만 아니라 심지어 치매환자의 문제행동을 치료하는 방법이 되기도 한다.

독서치료에 사용되는 독서 자료는 문학작품, 인쇄된 글, 영화나 비디오 같은 시청각자료, 자신의 일기 등 내담자 자신의 작품 등을 말한다. 독서치료에서의 진단은 독서 자료를 읽은 후에 토론, 글쓰기, 그림 그리기, 역할극 등의 여러 가지 방법의 상호작용 등이 있다.

2) 독서치료의 효과

- 독서 치료는 상담자와 내담자 상호간의 교류를 통해서 자기 성찰을 하도록 도우며, 나아가 자기 자신의 이미지를 정확하게 파악하여 왜곡된 대인관계를 교정할 수 있다.
- 집단 독서치료는 경험의 감정을 표현하는 데 어려움을 가진 노인이 서로에게 자신을 드러내며 이해시키고 공감하게 함으로써 대인관계를 향상시킨다.
- 책을 읽고 작품을 이해하면서 노후생활을 보다 만족스럽고 성공적으로 이끌어 생활만족도와 삶의 질을 향상시킨다.
- 경제적 능력과 기동력이 감소되는 노인에게 있어 비용이 저렴하고 접근이 용이하게 적용할 수 있다.
- 책을 읽으면 다양한 단어와 내용을 접하면서 인지기능이 향상된다.
- 책을 읽으면서 작품에 몰입하면 우울증에서 벗어날 수 있다.

동물매개치료

1960년대 정신과 의사였던 보리스 레빈슨(Boris Levinson)은 아동이 진료를 받기 위하여 대기실에서 기다리는 동안 개와 놀면서 치료를 받지 않고도 저절로 회복되는 놀라운 사실을 목격하고 부수적 치료로 동물매개 치료를 적극적으로 활용할 것을 제안하였다.

동물매개치료(animal assisted therapy)는 동물의 자연스러운 행동이나 표정이 사람의 마음을 융화시키는 신기한 매력을 가지고 있기 때문에 동물을 매개로 사람과 사람 사이의 커뮤니케이션을 활성화해 삶의 본질이나 활력을 되찾는 것을 치료에 이용하는데, 이를 애완동물치료(pet therapy)라고도 한다.

동물매개치료는 특정한 기준에 맞는 동물이 인간의 신체적·사회적·정서적·인지적 기능을 향상시키거나 이와 관련된 문제를 치료하는 것이라고 할 수 있다.

동물매개치료는 교육적이고 오락적 유익을 제공하여 삶의 질을 향상하는 기회를 제공하는 동물매개활동(animal assisted activities)과는 차이가 있다. 특별히 훈련된 특정기준에 도달한 전문적·준전문적, 그리고 자원봉사자들에 의해 다양한 환경에서 이루어지고 있다.

1) 동물매개치료의 목적

동물매개치료의 목적은 인간과 가장 감성적으로 접근 가능한 동물로 정신질환, 지체장애 등을 치료하는 데 있다. 또한 동물매개치료에서 이용하는 동물은 장애인이나 노인에게 서비스를 제공하기도 하지만, 운동량이 부족한 사람들에게 반려동물은 놀이 및 산책을 함께할 수 있게 하고, 규칙적인 식사준비 및 기타 일상생활에 소홀한 독신이나 노인에게도 보다 규칙적인 생활을 할 수 있도록 도움을 주어 건강증진에 긍정적인 효과를 주며, 스트레스 유발을 최소화시킬 수 있다.

2) 동물매개치료의 효과

- 동물매개치료는 주변에서 쉽게 접할 수 있는 애완동물을 기르고 보살피면서 자연스럽게 정서 발달 및 사회성 증가가 이루어진다.
- 애완동물을 기르면서 애착이 형성되어 건강하고 긍정적인 심리발달에 도움이 되어 우울증에서 벗어날 수 있다.
- 동물을 돌보면서 동물의 욕구를 이해하려는 과정을 통해 타인을 이해하려는 감정이입 행동이 나타남으로써 정서가 발달하고 사회성이 증가한다.
- 애완동물을 키우면 어린 시절의 애완동물에 대한 추억에 잠기게 하는 회상력과 장기 기억력 향상에 도움이 된다.
- 동물매개치료는 자기효능감이나 자신감 같은 긍정적 정서를 증가시켜 심리적인 효과를 얻을 수 있다.
- 인간과 동물의 상호작용은 인간의 건강에 긍정적인 효과를 나타내는데, 심장 장애의 위험 감소, 혈압 저하, 일반적으로 전반적인 건강증진 같은 신체적 효과가 나타난다.

이야기치료

이야기치료(narrative therapy)는 어떤 사물이나 사실, 현상에 대하여 일정한 줄거리를 가지고 말하는 것으로 치료하는 것을 말한다.

이야기치료는 어떤 예상이나 선입관도 없이 사람이 자신의 경험과 상상력을 활용하여 다른 사람이 언어화한 경험을 해석하려고 노력하는데서 치료가 이루어진다. 다시 말하면 이야기치료는 자신의 경험에 의미를 부여하는 해석과정 자체에 초점을 둔다고 할 수 있다.

1) 이야기치료의 특징

이야기치료는 이야기가 사람을 변화시키는 힘이 있다는 것을 전제로 하고 있다. 따라서 이야기치료는 내담자와 치료사가 직접 대화를 통해 이야기를 만들어가는 과정을 통해 치료를 한다. 즉 이야기치료는 이야기를 만들어가는 과정을 통해 문제를 해결하거나 상처가 치료되는 것이다.

언어에 의존하고 있는 이야기치료가 효과를 얻기 위해서는 내담자가 사용하는 언어가 치료자가 이해할 수 있는 것이어야 한다. 그래야 치료자는 내담자의 이야기를 듣고 수용할 수 있으며, 그에 맞는 치료를 제공할 수 있기 때문이다.

이야기치료의 목표는 문제해결보다 내담자가 자신의 경험을 이야기하면서 스스로 자신이 가지고 있는 문제를 깨닫고, 문제해결의 실마리를 찾을 수 있도록 도와주는데 의미가 있다. 더 나아가 치료자가 내담자에게 다양한 문제해결 방안을 제시해주면 내담자는 그 중에서 가장 합리적인 것을 선택할 수 있도록 도와주어야 한다.

2) 이야기치료의 효과

- 개인이 가지고 있는 문제를 해결해준다. 노인 자신이 가지고 있던 문제를 자연스럽게 이야기를 하다보면 풀리게 되는 경우가 많다.
- 스트레스가 해소된다. 평소에 제대로 표현하지 못했던 것을 충분히 표현하면 스트레스가 해소되면서 시상하부와 교감신경계가 안정돼 혈액순환을 비롯한 각종 신진대사가 안정적으로 이루어진다.
- 친밀감을 제공한다. 다른 사람들에게 자신의 이야기를 하다 보면 서로 이해심이 많아지고 인간관계도 좋아진다.
- 이야기치료는 사람들에게 말을 할 수 있다는 것만으로도 외로움에서 벗어날 수 있고, 우울증에서 벗어날 수 있다.
- 이야기치료는 비용이 전혀 들지 않고 어디서든 할 수 있어 매우 효율적인 치료법이다.

글쓰기치료

글쓰기치료(journal therapy)는 정신적·육체적·정서적·영적으로 더 나은 건강과 행복을 위하여 반성적인 글쓰기를 사용하는 치료방법이다. 그러나 아무 글이나 글쓰기를 한다고 해서 치료효과가 있는 것은 아니다.

1) 글쓰기치료의 방법

글쓰기치료를 하려면 내담자에게 상처가 되었던 과거의 사건을 글로 자세히 묘사하고 그때 느꼈던 감정과 그 사건을 보는 현재의 느낌을 함께 쓸 때 치료의 효과가 커진다. 글쓰기를 할 때 꼭 이야기되었어야 할 사건들이 전개되면서 거기에 얽혀 있던 모호한 감정이 의미 있는 감정으로 재구성된다.

글쓰기를 통해 감정과 사건, 지금의 감정과 그때의 사건을 통합하는 과정을 거치면서 감정을 다스릴 수 있어야 치료가 된다. 글쓰기치료는 표현예술치료 쪽에서도 활용되고 있고 미국에서는 매우 활성화되어 있다. 글쓰기치료에는 서신왕래, 일기쓰기, 창의적 글쓰기, 시, 구조화된 글쓰기, 수필쓰기 등의 방법이 있다.

2) 글쓰기치료의 주의사항

글쓰기치료를 할 때 주의할 점은 문법이나 작품의 완성도를 보는 것이 아니라 내담자의 경험과 내면의 감정을 솔직하게 표현하는 데 초점을 두어야 한다. 글쓰기치료는 조금만 지도를 받으면 매우 값싸고 시공간의 제한이 없다는 장점이 있지만, 내담자의 상처를 반복해서 자세히 꺼내기 때문에 고통을 줄 수 있다는 단점이 있으니 주의해야 한다.

3) 글쓰기치료의 효과

- 글을 쓰는 동안 생각을 해야 하기 때문에 감정충돌을 완화시켜 주고 자기 효능감을 높여준다.
- 글을 쓰면서 반성적인 사고를 하고 문제해결 능력 또한 향상된다.
- 글을 쓰는 일에 몰두해야 하기 때문에 집중력이 높아지며 우울증이 감소한다.
- 글쓰기에 집중하면 긴장을 해소시켜 스트레스를 줄여준다.
- 글쓰기를 완성했을 때 성취감을 느끼며 자기효능감도 증진된다.
- 노인이 일기를 쓰면 학습 및 기억 능력, 주의집중 능력, 성격 및 정서 기능, 언어 관련 능력, 시공간적 지각 및 구성 능력, 실행 기능 등의 중요한 인지기능이 유지되고 향상된다. 또한 감수성이 풍부해지고, 하루 일과를 정리함으로써 계획성 있는 생활습관을 유지할 수 있다.

시치료

시(詩)는 꿈과 같이 인간의 무의식에 가장 가까운 언어로, 시의 이미지, 상징, 리듬, 운율 같은 요소가 우리 내면세계로 통하는 문과 같은 역할을 한다. 이러한 의미에서 시치료(poetry therapy)는 문학작품 중에서 주로 시를 가지고 치료를 하는 것이다. 따라서 독서치료보다 그 매체가 한정되어 있지만 미국에서는 거의 독서치료와 동의어로 쓰일 정도로 대중적이다.

1) 시치료 방법

독서치료에서도 시를 치료에 사용하는데 이는 용도가 다르다. 즉 독서치료에서 사용하는 시는 심미성에 초점을 맞추는 것이 아니라 내담자의 내면의 세계를 표현하는 데 관심이 있다. 반면에 시치료에서 사용하는 시는 내담자의 가장 깊은 내면을 시의 형태로 표현하도록 도와서 카타르시스와 통찰이 일어나도록 하는 것이다.

시치료의 과정을 보면 시를 통해 내담자는 자신을 객관적으로 표현하고 그 속에서 자신을 돌아볼 수 있는 것이다. 시치료의 대상은 특별히 정해져 있지 않지만 외롭거나 대인관계가 제한되어 있는 환자에게 효과적이다. 특히 전에 시를 써봤거나 좋아했던 사람에게 더욱 적합하다. 그러나 자신의 생각이나 감정을 꺼내놓는 것을 좋아하지 않는 환자에게는 도움이 되지 않는다. 특히 기질성 정신장애 환자나 반사회적 인격장애 또 급성정신병 환자에겐 시치료를 적용시키지 않는 것이 좋다.

치료자는 환자 자신을 탐색하고 표현할 수 있는 시에 관심을 가지고 가능한 한 시의 특성이나 원리를 가장 효과적인 방법에 적용시키는 것이다. 시치료에 나오는 시는 문학적 작품성이 중요한 것이 아니라 감정표현이 잘 이루어졌는지를 판단하고, 감정공유가 잘 이루어지는지를 관찰하는 일이 중요하다. 시를 쓰든지, 잘 알려진 시를 읽든지, 치료시를 처방하든지 간에 환자로 하여금 그 자신을 더 잘 내보이도록 하는 데 중점을 둔다.

2) 시치료의 효과

- 시작품은 이미지(심상)나 느낌을 자극해서 감정을 불러일으키고 정서적으로 풍부하게 해준다.
- 시로 인해 일상생활 중의 작은 아름다움들을 느끼게 되어 드디어는 자기 자신을 제대로 인식함으로써 자기효능감을 증가시킨다.
- 시를 읽으면서 시에 대한 이해를 하다보면 자기 자신에 대한 이해가 증진되어 우울증에서 벗어날 수 있다.
- 시를 읽으면 시에 나오는 다양한 소재를 이해하는 이해심은 자신을 관대하게 만들고, 대인관계를 증진시킨다.
- 일상적으로 만날 수 있는 구체적인 대상들을 시작품에서 접하면서 구체적인 이미지와 정보를 현실에 적응하는 능력이 높아진다.

요리치료

요리치료(cooking therapy)는 개인이 가지고 있는 성격장애, 정신질환, 발달장애, 노인질환, 정신지체, 신체장애, 행동장애 등 다양한 정신적인 외상들이 요리활동을 통해 표현함으로써 개인이 지니고 있는 긴장과 불안을 해소하며, 개인이 가진 정신적이고 신체적인 문제를 극복하고 해결하는 데 도움을 주는 심리학의 치료방법 중 하나다.

1) 요리치료의 방법

요리를 통해 심리치료가 가능한 것은 요리를 하는 과정과 만들어진 요리가 우리 내면의 정신세계와 외면의 현실세계를 구체적으로 표현해주고, 또 그것을 먹을 수 있기 때문에 요리치료는 다른 어떤 치료에 비해 강력한 치료적 성격을 가지고 있다.

과거에는 먹고 살기 위한 생존적 차원의 요리였으나, 지금의 요리는 인생을 즐기기 위한 방편으로 여긴다. 따라서 요리는 그 자체로서만 해도 인간에게 영원히 흥미를 줄 수밖에 없는 것이며, 생존을 위해 누구도 빗겨 나갈 수 없는 것이다.

요리는 누가 가르치지 않아도 기본적으로 습득하는 기능이기도 하고, 취미나 특기, 그리고 직업으로서도 각광받고 있는 분야이기도 하다. 결국 요리치료는 개인적으로 다들 흥미를 가지고 있기 때문에 즐거운 분위기에서 적극적으로 이루어진다는 것이 쉽게 접근할 수 있는 교육이자 치료이기도 하다.

요리치료를 통해 심리치료를 할 수 있는 이유는 요리는 인간의 생리적 욕구를 충족시키는 중요한 통로이며 생활의 한부분이기 때문이다.

더욱이 매일 먹는 요리재료들은 자신의 심상을 표현해놓은 것이기도 하다.

하지만 요리는 생명을 유지하기 위한 활동이기도 하다. 그러나 자신의 상상력과 경험을 바탕으로 이루어진다는 데서 다른 치료와 근본적으로 다르다고 할 수 있다.

요리치료 대상자는 성격장애, 정신질환, 발달장애, 노인질환, 정신지체, 신체장애, 행동장애 등의 다양한 정신적인 외상을 가진 사람들로 세분화할 수 있다. 연령층도 아동부터 노인까지 다양하기 때문에 대상자를 선정할 때는 누구를 대상으로 어떤 치료를 할 것인지를 먼저 결정해야 한다.

2) 요리치료의 진단

- 요리치료 활동을 하면서 대근육의 발달 정도와 근력상태를 진단할 수 있다.
- 요리치료를 통해 노인의 언어능력 수준을 진단할 수 있다.
- 요리치료를 통해 노인의 인지능력을 진단할 수 있다.
- 요리치료를 통해 노인의 사회적 능력을 진단할 수 있다.
- 요리치료를 통해 노인의 정서 상태를 진단할 수 있다.
- 요리활동 자체가 진단의 대상이 될 수 있다.

3) 요리치료의 효과

요리치료에는 노인의 기쁨, 슬픔, 불안, 좌절, 공포, 분노 등 모든 감정이 표현되는데, 이러한 감정표출을 통해 노인의 정서 부적응이나 기타 문제행동이 자연스럽게 치료된다.

요리치료를 통해 노인의 문제행동을 치료할 수 있는 내용을 구체적으로 살펴보면 다음과 같다.

- 자신이 가진 문제의 불안과 긴장을 해소시킨다. 요리치료의 이론적 근거는 노인이 요리치료를 통해서 자연스럽게 자신의 심리적 문제를 표현한다는 데 있다.

즉 심리적으로 문제를 지닌 노인에게 요리치료를 시키면 노인은 스스로 자연스럽게 요리치료를 통해 자신의 문제를 표현하면서 문제의 불안과 긴장을 해소시킨다는 것이다.

- 자신이 가진 문제를 스스로 극복하게 해준다. 차츰 자신의 문제에 대한 통찰력을 갖는데, 이러한 통찰은 노인에게 좀 더 긍정적이고 적극적인 방향으로 문제에 대응하도록 이끌어줌으로써 결과적으로 문제를 스스로 극복하게 해준다.

예를 들어 자신감을 상실해서 무엇이든 자신이 없다고 생각하는 노인이 간단한 요리를 만들어냄으로써 자신감이 생겨 자신의 가치에 대한 새로운 생각으로 성공에 대한 강한 신념을 갖는 것이다.

- 정화를 해준다. 요리치료는 노인이 겪는 일상의 경험과 앞으로의 생활을 재구성함으로써 노인이 본래 가지고 있는 가장 자연스러운 자기치료의 수단이 된다.

예를 들면 편식이 심한 노인이 요리치료를 하면서 평소 자신이 싫어하던 음식에 대한 인식이 바뀌게 되는 것이다.

- 정서적으로 안정감을 갖는다. 요리치료는 재료를 가지고 조리법에 따라 요리를 만들기 때문에 일정한 시간이 소요된다. 따라서 인내력이 길러져 정서적 안정감을 유지할 수 있다.

- 신체기능을 회복시켜준다. 요리치료는 질병이나 장애, 혹은 노화로 손상된 개인의 정신건강과 신체건강을 복원시켜주고 향상시켜 준다.

예를 들어 심한 우울증으로 대인관계를 유지하거나 집중력이 현저히 떨어져 직장생활을 제대로 수행할 수 없는 사람에게는 요리치료를 통해 이전의 기능으로 회복시켜주는 것이다. 또한 손을 잘 쓰지 못하는 사람에게는 요리를 통해 원래대로 신체기능을 치유하는 기능을 수행할 수 있다.

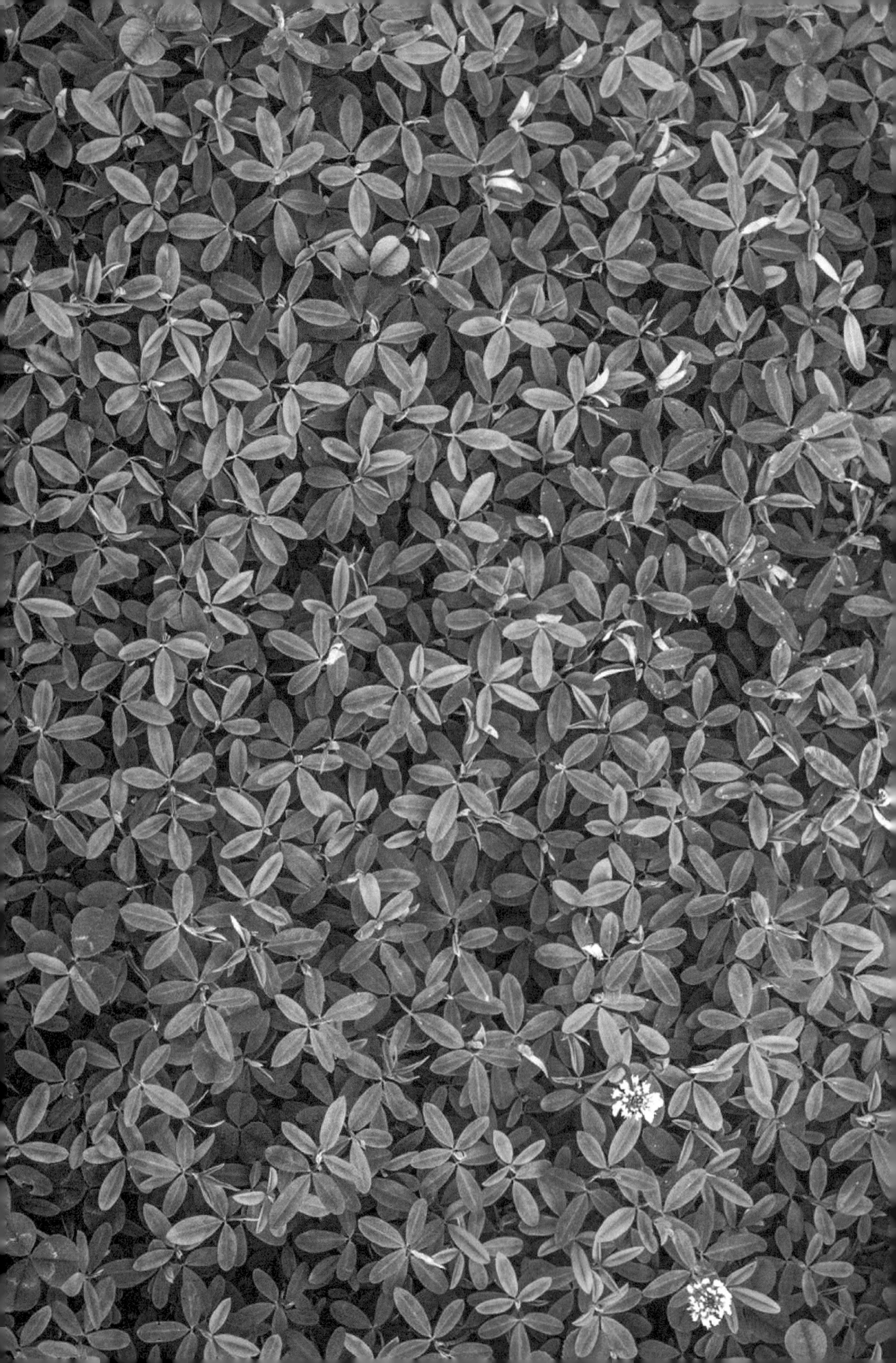

제6장

음식으로 하는 치매예방

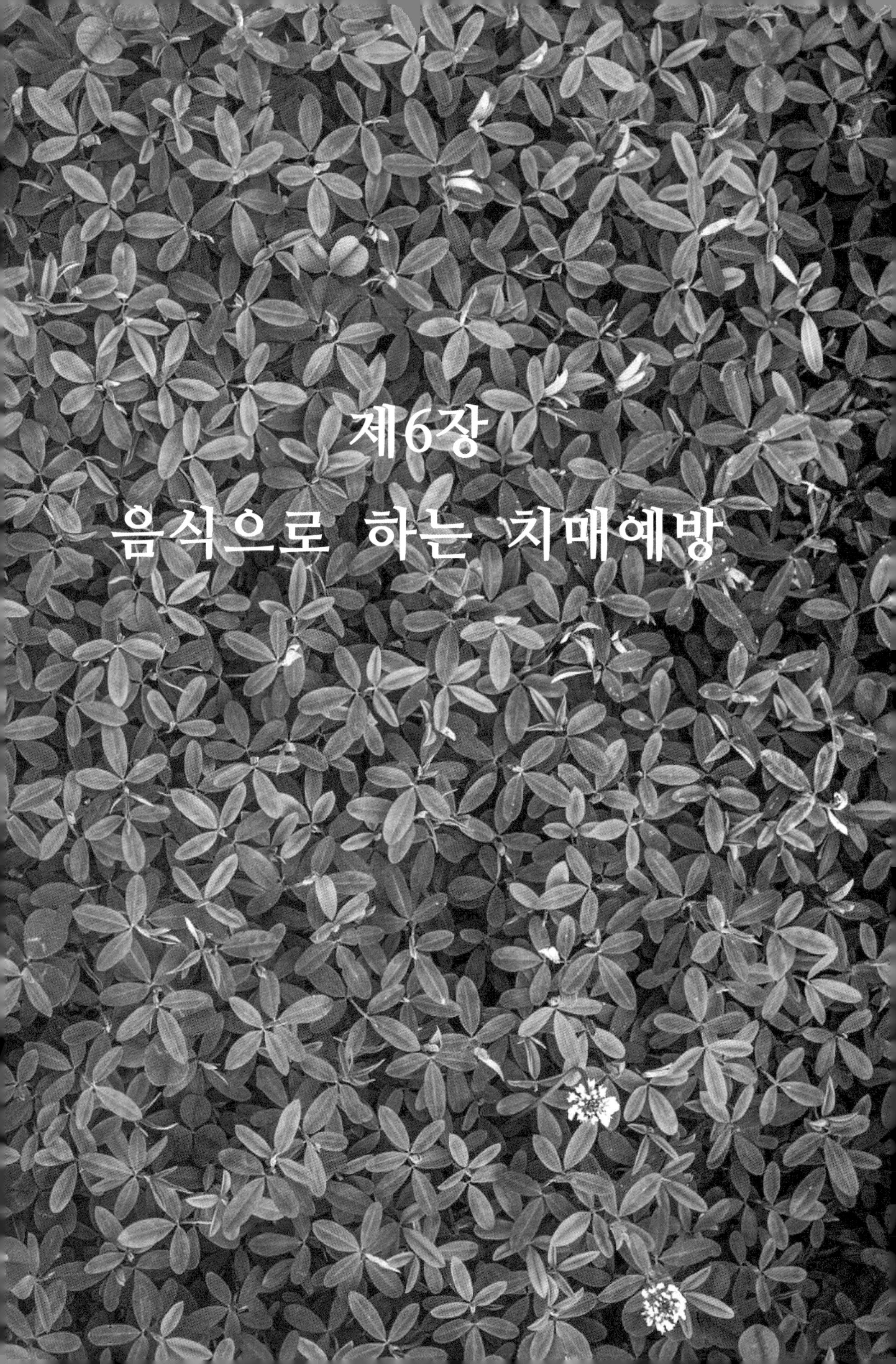

치매예방과 음식

음식을 먹지 않으면 생명을 유지하기 어려울 뿐만 아니라 결국에는 사망에 이르게 된다. 뿐만 아니라 식생활은 사람의 인체에 미치는 영향은 매우 크다. 음식은 우리 생명을 유지할 뿐만 아니라 뇌의 건강에도 지대한 영향을 미친다.

치매는 기억력부터 시작해서 대뇌의 기능 전체가 서서히 점차 소실되어 간다. 인간에게 육체만 건강하다고 해서 오래 사는 것이 중요한 것이 아니라, 뇌도 건강하게 유지해야 행복한 장수를 누릴 수 있다. 뇌가 신체보다 먼저 기능을 못한다면 우리의 삶은 비참하게 변하게 된다.

고령화 사회가 도래함과 동시에 노인성 치매가 증가함에 따라 두뇌의 노화를 방지하는 방법에 대하여 초미의 관심사가 아닐 수 없다. 뇌를 연구하는 사람들은 인간의 뇌세포는 125세까지 산다고 한다. 그러나 현실적으로는 뇌동맥경화나 뇌일혈이나 뇌혈전증 등 뇌혈관의 질병에 의해 뇌세포의 활동이 떨어지고, 그 수명이 현저하게 단축되어 사고력이 저하돼 노인성 치매가 나타나고 있다.

지금까지 밝혀진 연구에 의하면 뇌혈관을 노화시키고, 뇌세포의 활동을 저하시키고 있는 주된 원인이 바로 우리의 식생활에 있다는 것이다.

뇌는 생후 6개월 동안이 가장 빠르게 성장하여 출생 때에 비해 약 2배로 커지고 7, 8세에 성인의 뇌 무게의 90%까지 성장한다. 24세 전후에서 두뇌의 성장이 완성되고 더 이상 성장을 멈추게 된다. 두뇌의 성장이 두뇌 세포의 증가라고 생각하기 쉽지만, 사실 인간의 뇌세포는 갓난 아기 때에 이미 약 140억 개인데 이 숫자는 신체가 성장해도 절대로 늘어나지 않으며, 오히려 뇌세포가 죽는 것으로 알려져 있다.

두뇌의 기능, 지능은 근육과 마찬가지로 인지 훈련을 통해서 향상되는 것으로 보고되고 있다. 또한 두뇌의 활성화에 있어서 가장 중요한 것은 올바른 영양을 섭취하는 것이다. 두뇌도 육체와 마찬가지로 영양을 공급받지 않으면 성장은 물론 제대로 기능을 유지할 수 없게 된다. 따라서 두뇌 기능 유지에 식습관은 큰 영향을 준다고 할 수 있다.

실제로 두뇌의 기능을 높이는 영양소들이 많이 들어 있는 호두, 등푸른 생선, 콩, 해초류 등의 식품은 뇌의 기능을 활성화하거나 기능을 유지하는데 도움이 되는 것으로 알려져 있다.

특히 혈관성 치매는 기름기가 많은 육식 중심의 식생활에서 오는 콜레스테롤의 증가나 염분이 많은 식생활로 육체와 뇌세포의 노화를 촉진하고 있는 요인으로 등장했다. 콜레스테롤의 증가는 뇌혈관을 좁아지게 하여 피의 흐름이 어려워져 영양공급이 제대로 되지 못하는 것으로 알려져 있다. 이밖에도 고혈압이나 알코올, 비만, 당뇨병, 중풍, 몸에 해로운 식품첨가물 등도 치매를 일으키는 위험 인자이다. 치매를 일으키는 위험인자는 잘못된 식습관에 의해서 만들어지는 경우가 대분이다. 따라서 치매는 우리가 먹는 음식이 지대한 영향을 끼치는 것을 알 수 있다.

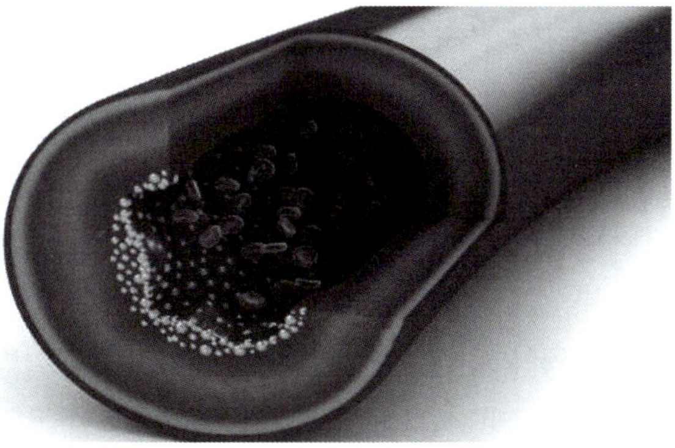

콜레스테롤이 낀 혈관

치매예방을 위한 영양관리

치매를 앓는 노인들을 살펴보면 대부분 영양실조인 경우가 많다. 치매노인은 노화로 인해 영양소 대사 능력이 감소되어 있고 여러 가지 신체적 질병을 함께 가지고 있을 가능성이 많기 때문에 치매환자는 어떤 환자보다도 영양관리가 중요하다.

현재 음식과 식습관을 고치는 것으로 치매를 예방하는 연구들이 이뤄지고 있다. 명확한 사실관계는 더 규명되어야 하겠지만 여러 가지 실험을 통해서 치매에 좋은 음식과 치매를 예방하는 식습관을 통해 치매를 관리하는 사람들은 그렇지 않은 사람들에 비하여 치매의 위험을 줄이는 결과가 실제로 나타나고 있다. 따라서 치매를 예방하고 치매를 지연하기 위해서는 치매예방에 좋은 음식과 치매를 예방하는 식습관을 생활화해야 한다.

노인들에게 5대 영양소(단백질, 칼슘, 무기질과 비타민, 당질, 지방)는 노인들의 건강을 유지하고 치매를 예방하기 하는 데 반드시 필요한 영양소이다. 5영양소 중 탄수화물, 단백질, 지방은 신체의 에너지원으로 활용된다. 그 외에 미네랄, 비타민, 물은 신체의 신진대사를 돕는 영양소들이다. 치매를 예방하기 위해서는 5대 영양소를 균형적으로 섭취해야 한다. 노인들이 섭취해야할 영양소는 활동이 왕성한 성인의 75~80%수준으로 섭취를 해야 한다.

치매 증상이 나타나면 자신이 무엇을 섭취했는지, 식사를 했는지를 모르기 때문에 영양관리는 더욱 필요해진다. 영양이 충분해야 우리 몸이 최대한 기능을 유지할 수 있지만, 영양이 부족하면 건강도 나빠지면서 합병증은 물론 치매가 더욱 빨리 찾아오게 된다. 치매를 예방하기 위해서는 우리 몸의 기능을 최대한 유지하기 위해서 영양관리가 필요하다.

치매예방 식단

식품 구성탑이란 식품을 다섯 가지 군으로 분류하여 균형된 식사를 계획하여 섭취할 수 있도록 만든 표이다. 식품 구성탑에 의거하여 하루 식단을 구성하여 제공하면 가장 건강을 유지하는 식사를 제공할 수 있다.

1) 1층 : 곡류 및 전분류

밥, 국수, 식빵, 시리얼, 떡 등의 곡류 및 전분류는 운동을 하는데 필요한 에너지를 만들고 소화를 돕는 일을 하지만 적게 먹으면 체중이 줄고 몸이 허약해지지만 과잉 섭취 시에는 비만을 가져온다. 노인에게는 1일 식사 때마다 밥 1공기(210g), 국수 1대접(90g), 식빵 3조각(100g)중에서 선택해서 제공하는 것이 적당하다.

2) 2층 : 채소 및 과일군

시금치나물, 콩나물, 김치, 느타리버섯, 물미역, 감자, 귤, 토마토 등의 채소 및 과일군은 우리 몸 각 부분의 기능을 조절해 주고 질병을 이길 수 있는 에너지를 준다. 부족할 때에는 피로를 느끼고 무기력해 진다.

노인에게는 1일 식사 때마다 생야채(60g), 김치(60g), 과일(100g), 과일주스(½컵)중에서 선택해서 제공하는 것이 적당하다.

3) 3층 : 고기·생선·계란·콩류군

고기, 닭, 생선, 두부, 계란 등의 콩류군은 우리 몸의 피와 살을 만들고, 뇌의 발달을 돕는다. 부족할 때에는 운동을 하기 어려우며 쉽게 기력이 떨어진다. 노인에게는 1일 식사 때마다 생야채(60g), 김치(60g), 과일(100g), 과일주스(½컵)중에서 선택해서 제공하는 것이 적당하다.

4) 4층 : 우유 및 유제품류

우유, 치즈, 호상요구르트, 액상요구르트, 아이스크림 등의 우유 및 유제품은 우리 몸의 뼈와 이를 튼튼하게 하고, 신경을 안정시켜 준다. 부족할 때에는 뼈가 약해진다.

노인에게는 1일 식사 때마다 우유 1컵(200g), 요구르트 1컵, 치즈 2장 중에서 선택하여 제공하는 것이 적당하다.

5) 5층 : 유지·견과 및 당류

식용유, 버터, 마요네즈, 탄산음료, 설탕 등의 유지 및 당류군은 우리 몸에서 힘을 내고 체온을 유지시켜준다. 당류는 과잉 섭취 시에는 비만이 생기고 당뇨병의 원인이 된다.

치매를 예방하기 위해서는 오메가3나 올리브유 같은 기름의 섭취가 필요하다. 뿐만 아니라 뇌의 기능을 활성화를 돕는 견과류를 지속적으로 먹는 것이 좋다.

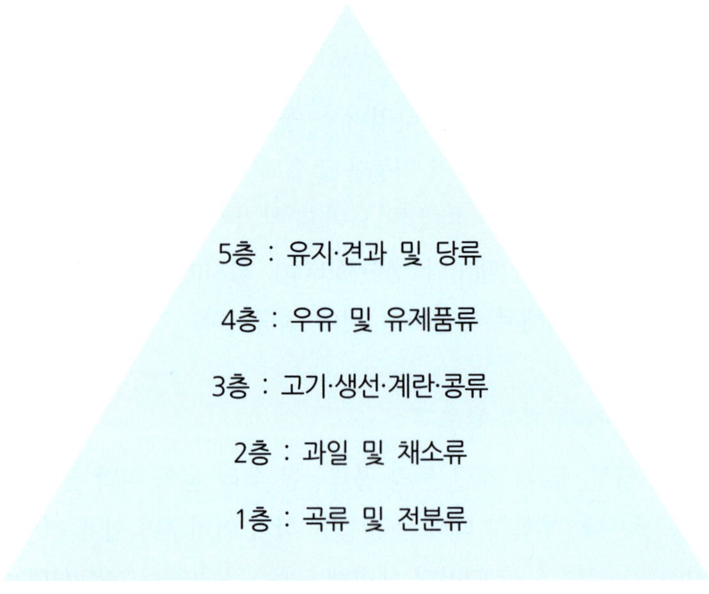

[그림-2] 식품 구성탑

식품 구성탑에 근거하여 치매예방과 지연을 위하여 식단을 구성할 때는 다음에 유의하는 것이 좋다.

❶ 식사는 식이섬유가 많은 현미나 잡곡, 콩이 들어간 밥을 제공하는 것이 좋다.
❷ 국은 된장, 두부, 미역이 들어간 조리로서 소금의 양을 적게 하여 심심하게 조리하여 제공한다.
❸ 반찬에는 계란이나 생선, 다진 고기, 콩을 사용하여 씹기가 좋은 반찬을 제공하는 것이 좋다.
❹ 반찬에는 반드시 채소가 들어가 있는 반찬을 한 가지씩 제공한다.
❺ 간식으로는 매일 과일, 요구르트, 고구마, 견과류 등을 제공한다.

〈표-7〉 치매예방과 지연을 위한 식단

구 분	내 용
밥	현미와 잡곡 또는 곡류를 포함한 밥 이가 약해 씹기가 어려운 분들에게는 죽으로 제공 식이섬유와 비타민 등 무기질 제공
국	된장, 두부, 미역이 들어간 조리 소금의 양을 적게 하여 심심하게 조리
반찬	계란이나 생선, 다진 고기, 콩을 사용하여 씹기가 좋은 반찬
반찬	채소를 이용하여 오래 두고 먹어도 되는 김치나 나물류를 이용한 반찬
간식	과일, 요구르트, 고구마, 견과류

알츠하이머형 치매예방을 위한 식단

알츠하이머 치매와 같은 퇴행성 치매 예방에 특출한 방법은 없으며, 알츠하이머 치매는 한번 걸리면 완치가 어려운 것으로 알려져 있다. 그러나 요즈음 알츠하이머형 치매는 적색육, 가공육, 정제된 곡물, 고칼로리가 특징인 서구식 식단 등을 섭취하게 되면, 베타 아밀로이드 단백질이 뇌에 쌓이게 되어 치매 발생률을 높이는 것으로 관련 학계에서는 발표하고 있다.

따라서 먹는 음식을 가지고 알츠하이머 치매를 예방하기 위한 노력들이 다각적으로 전개되고 있다. 그 중에 주목해볼만한 내용은 미국 콜롬비아대학 연구진이 식습관과 치매 발병과의 상관관계를 분석한 결과 오메가3 지방산과 비타민을 많이 섭취한 노인은 그렇지 않은 노인보다 치매를 겪을 위험이 40퍼센트 정도 더 낮은 것으로 나타났다.

이러한 결과를 바탕으로 미국 시카고 러쉬 대학 연구팀은 '마인드' 식단을 개발하여 성인들을 대상으로 지속적으로 섭취하게 하는 연구 결과 알츠하이머병 치매의 위험률이 54%나 낮은 것으로 나타났다.

'마인드(MIND, Mediterranean-DASH Intervention for Neurodegenerative Delay)'는 지중해 식단과 고혈압 환자를 위한 대시(DASH) 식단을 합친 식단이다. 마인드 식단의 특징은 녹색 잎 채소, 견과류, 열매, 콩, 전체 곡물, 생선, 가금류, 올리브 기름, 와인 등 총 10가지 식품군을 먹는 것으로 되어 있다. 그리고 치매에 걸리기 쉽게 하는 붉은 육류, 버터와 마가린, 페이스트리와 단 음식, 튀긴 음식, 패스트푸드 등은 피하도록 권고하고 있다.

1) 단백질

마인드 식단에선 단백질의 섭취가 중요하여 단백질이 풍부한 콩류를 일주일에 최소 세 번을 섭취하도록 하고 있다. 통곡물(속겨를 벗기지 않은 곡물)은 하루 세 번, 생선은 주 1회, 닭고기는 일주일에 2번을 섭취한다.

2) 채소

채소는 항산화 물질이 풍부하여 항염과 항산화 효과가 있기 때문에 하루 식사에서 두 번씩 채소를 섭취하도록 하고 있다. 일반적으로 많은 종류의 채소를 섭취해도 되지만 특히 녹색 채소인 케일과 시금치를 마인드 식단에선 권하고 있다.

3) 견과류

견과류는 지방 함량이 높아 뇌 건강을 위한 필수 간식으로, 일주일에 다섯 번 섭취를 권하고 있다.

4) 베리류

블루베리, 라즈베리 등 각종 베리류는 강력한 항산화제인 안토시아닌이 풍부여 일주일에 두 번 이상 섭취하는 것을 권하고 있다. 폴리페놀의 일종인 안토시아닌은 산화 후 발생하는 활성산소 제거에 뛰어나다. 미세혈관까지 항산화성분을 전달해 뇌혈관의 손상과 노화를 막아, 두뇌활동을 최상으로 유지시키며 알츠하이머 질환과 관련된 증상을 완화하는 데에 도움이 된다.

5) 올리브 오일

올리브 오일은 뇌에 좋은 영향을 주기 때문에 자주 먹는 것이 좋아, 모든 요리에 올리브 오일을 사용하도록 권하고 있다. 올리브 오일은 하이드록시타이로솔이라는 화학물질을 함유하여 기억력을 향상시켜 알츠하이머병의 위험을 감소시켜 주는 역할을 한다.

6) 와인

와인은 뇌 건강을 향상시켜 주는 것으로 하루 한 잔 정도 섭취하는 것이 좋다. 포도에 풍부한 레스베라트롤 성분이 뇌조직의 노화를 늦추는 역할을 한다.

혈관성 치매예방을 위한 식단

혈관성 치매는 고혈압과 뇌동맥 경화증, 당뇨병 등에 의한 뇌혈관 장애로부터 이차적으로 뇌세포에 변성을 일으키는 것을 말하며 다발성 뇌경색이라고도 한다. 혈관성 치매는 뇌에 피를 공급하는 뇌혈관들이 막히거나 좁아진 것이 원인이 되어 나타나거나, 뇌 안으로 흐르는 혈액의 양이 줄거나 막혀 발생하게 된다.

혈관의 노화는 뇌에 피를 공급하는 뇌혈관들이 막히거나 좁아지게 하여 혈관성 치매의 주원인이 된다. 또한 뇌혈관이 튼튼하지 못하면 알츠하이머 치매와 같은 퇴행성 치매에도 나쁜 영향을 끼친다. 노화의 주범인 활성산소도 뇌세포 노화와 혈관 노화의 원인이 된다. 따라서 치매를 예방하려면 혈관을 튼튼하게 하고, 그 혈관을 통해 신선한 혈액을 공급하고, 뇌를 혹사 시키지 않는 범위 내에서 최대한 많이 사용하는 것이 좋다.

뇌의 노화를 늦추는 식단의 핵심은 동맥경화를 예방하고, 뇌세포에 충분한 영양을 공급하고, 나쁜 활성산소의 생성을 줄이고 제거하는 데에 있다. 뇌의 노화의 원인을 보면 다음과 같다.

❶ 과식이나 육류의 과다 섭취는 비만, 고혈당, 고지혈증, 고혈압 등과 함께 동맥경화를 일으키고 피를 진하게 하여 뇌경색을 일으키는 원인이 된다.

❷ 과다한 염분 섭취는 고혈압을 악화시키고 동맥경화를 가속화시켜 뇌에 나쁜 영향을 준다.

❸ 육류의 기름에는 포화지방산과 콜레스테롤이 다량 함유되어 있어 작은 혈관을 좁게 하거나 막히게 하여 치매를 유발하게 된다.

❹ 활성산소는 불안정하여 다른 물질에 산화작용을 일으키고 신진대사를 방해하여 결국 세포가 활력을 잃고 노화가 촉진하게 하는데, 뇌에도 나

뿐 영향을 준다.

따라서 혈관성 치매를 예방하기 위해서는 무엇보다 혈관을 건강하게 하고 신선한 혈액을 공급해야 하는데 이를 위해서는 다음과 같이 식사를 해야 한다.

1. 육식보다는 채식을 주로 섭취해야 한다.
2. 몸에 좋은 오메가3나 올리브 오일을 먹는 것이 좋다.
3. 모든 음식에서 염분을 줄여서 음식을 덜 짜게 먹어야 한다.
4. 활성산소를 없애주는 비타민 E·비타민 C·폴리페놀 등의 항산화 물질이 많이 들어 있는 채소나 과일을 섭취해야 한다.

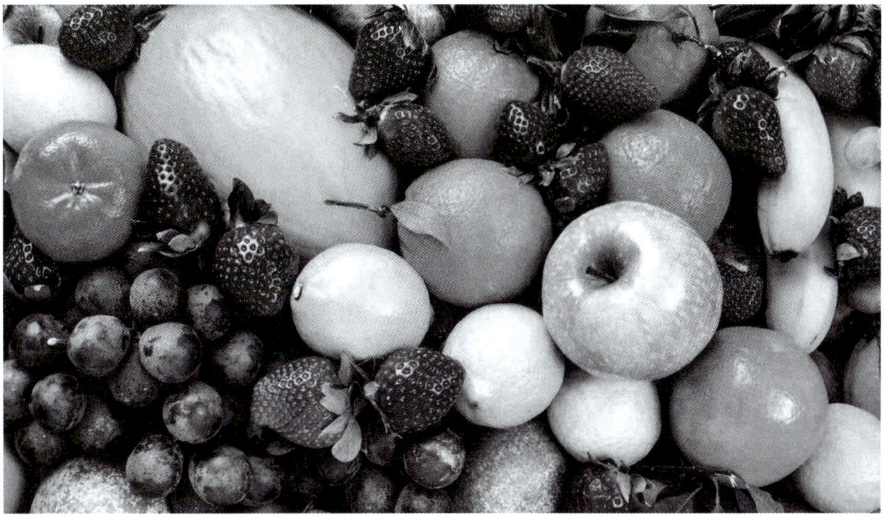

치매예방에 좋은 지중해식단

지중해식 식사는 지중해 연안 국가 중에서도 올리브가 재배되었던 크레타 섬 및 대부분의 그리스와 남부 이탈리아의 1960년대 식습관들을 말한다. 의학기술이 크게 발달하지 않은 시대임에도 위 지역들에 사는 주민들은 심혈관 질환 발생률이 낮고 성인 평균 수명이 길었던 것으로 알려져 있다.

미국 캘리포니아 대학이 진행한 연구에서는 지중해식 식단이 치매 위험을 약 35% 감소시킬 수 있다는 결과를 보였다. 지중해식 식사를 하면 기억력과 수행능력 등 인지 기능이 향상되는 효과가 있다. 알츠하이머의 특징 중 하나가 해마 크기가 줄어드는 것인데, 지중해식 식사를 하면 해마 크기 감소 변화 폭을 줄여준다는 연구 결과도 있었다. 그 외에도 많은 치매 관련 연구에서는 지중해식 식사를 하면 치매 발병 위험을 낮출 수 있는 것으로 나타났다.

지중해식 식단은 매일 먹어야 할 음식, 일주일에 몇 번 정도 먹는 음식, 한 달에 가끔 먹는 음식으로 나누어져 있다. 올리브 오일, 과일, 채소, 통곡물(속겨를 벗기지 않은 곡물), 콩 등은 매일 먹고, 요구르트, 치즈, 흰색 고기, 생선, 달걀은 매주 먹는 것이다. 그리고 적당량의 레드와인(남성 296㎖, 여성 148㎖ 이하), 저지방 우유를 즐겨 먹도록 권하고 있다. 단 음식이나 붉은 고기는 한 달에 1~2회 정도로 적게 섭취해야 한다.

지중해 식단의 특징은 지중해에서 풍부한 올리브 오일에 함유되어 있는 좋은 지방을 섭취하는 것이 핵심이다. 불포화지방산이 뇌혈관이 막혀 뇌 손상이 오는 것을 막아 치매 진행을 늦추기 때문이다.

우리나라 노인들에게 올리브 오일, 아보카도, 토마토 수프, 샐러드, 와인 등으로 대표되는 지중해식 식단은 치매를 걱정하는 노년층에게 익숙하지 않은 식단이다. 그러나 치매예방을 위해서 올리브 오일과 같은 좋은 지방을 꾸준히 섭취하는 것이 좋다.

올리브 오일을 자주 먹을 때는 엑스트라 버진을 선택하는 것이 좋다. 엑스트라 버진은 원심 분리 후 압착과 같은 물리적인 힘을 통해 추출해 영양소 파괴가 적고, 산도가 낮은 최상급 오일이다. 올리브 오일은 샐러드드레싱으로 주로 사용하고, 조리 시 식용유로 사용해도 좋다.

코코넛 오일도 중쇄지방산(MCFA)이 풍부하게 함유돼 있어 뇌 건강을 지키는데도 탁월한 효과 있다고 한다. 특히 가벼운 인지기능 저하증세를 보이는 성인에게 중쇄지방산을 섭취하게 한 결과 알츠하이머 발병 요인인 뇌의 베타 아밀로이드 플라크를 감소시켜 주어 단시간 내 기억력이 향상되어 치매예방에도 탁월한 효능이 있는 것으로 나타났다.

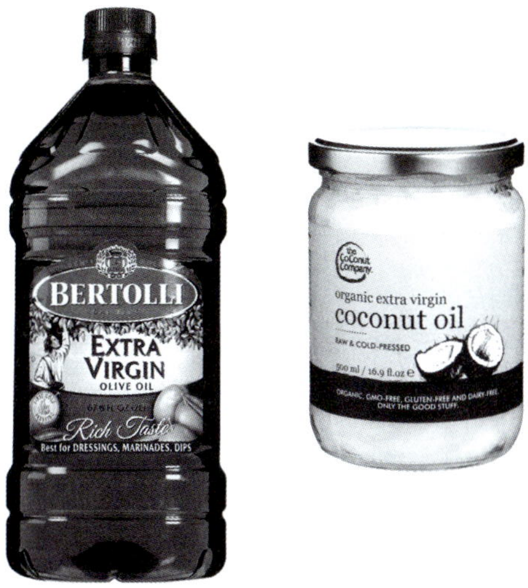

치매예방을 위한 식사법

치매를 예방하거나 지연하기 위해서는 식단만큼이나 식사법도 중요하다. 치매를 예방하고 지연하기 위한 식사법을 보면 다음과 같다.

1) 치매를 예방하기 위해서는 하루에 3끼의 식사를 꾸준히 해야 한다.

밥을 몰아서 먹거나 불규칙한 식사를 하게 되면 혈중 혈당의 불안정과 저혈당에 의한 뇌세포 스트레스 유발과 인슐린 분비 증가로 고지혈증을 일으키게 된다. 특히 저혈당이 오래 지속되거나 비타민 B가 부족해지면 심각한 뇌손상의 원인이 되어 치매에 걸리거나 빨리 악화될 수 있다.

2) 국과 찌개는 되도록 소금의 양을 줄여서 심심하게 먹어야 한다.

소금은 혈압을 상승하게 하는 요인이 되어 뇌혈관에 무리를 주게 됨으로 치매에 걸리게 될 수 있으므로 주의해야 한다.

3) 음식은 되도록 씹어 먹는 활동을 많이 해서 먹어야 한다.

음식물을 씹는 활동은 몸에서 소화를 쉽게 하기 위해서 흡수할 수 있는 작은 단위로 분해하는 역할을 한다. 뿐만 아니라 치아는 뇌신경과 연결되어 씹을수록 뇌신경을 자극하여 인지기능 향상을 돕고 뇌혈류를 증가시킨다. 따라서 천천히 꼭꼭 잘 씹는 것이 치매 예방에 도움이 된다.

실제로 치아 상태가 악화되어 저작 운동이 줄어드는 노인의 경우 치매 발병 확률이 높아진다. 따라서 틀니나 임플란트를 한 노인이라도 위아래로 씹는 것은 가능하기 때문에 되도록, 위 아래로 가볍게 씹는 활동을 많이 할 수 있는 요리를 하는 것이 좋다.

저작이 어려운 노인들을 위해서는 죽을 제공하고, 반찬은 다지거나 갈아서 먹기 좋은 형태로 제공하는 것이 좋다.

4) 식사의 양은 줄여야 한다.

식사의 양은 성인에 비해서 운동량이 적기 때문에 70~80% 정도만 하는 것이 좋다. 식사 양이 많아지게 되면 비만하게 되며, 비만은 각종 성인병을 가져올 수 있다.

5) 목이 마르지 않아도 물은 자주 먹는 것이 좋다.

물은 체내에서 영양소의 소화흡수를 촉진하고 몸에 쌓이는 찌꺼기를 몸 밖으로 배출하는 역할을 한다. 또한 몸의 모든 기능을 정상화시키는 일을 하기 때문에 매우 중요하지만, 물은 언제든 마실 수 있다는 생각에 소홀해져서 물이 부족해지기 쉽다.

6) 치매예방에 좋은 음식을 먹는다.

치매예방을 위해서는 치매예방에 좋은 음식을 자주 먹고, 치매를 높이는 음식들은 멀리하는 것이 좋다.

치아가 없는 치매환자를 위한 요리법

노인이 되면 이가 약해지거나 빠져서 딱딱한 것은 물론이고 단단한 것마저 씹기가 어려워진다. 그리고 입에 침이 잘 돌지 않아 입맛이 떨어지기도 하고, 소화액 분비가 감소해 소화에 애를 먹게 된다. 음식물을 잘 씹지 못하게 되면 소화도 제대로 하지 못하고 영양이 부족해진다.

부족한 영양공급은 체력과 건강상태를 저하시킨다. 따라서 이가 약해서 씹기가 어려운 분을 위해서는 죽, 미음, 응이, 암죽, 즙 등을 만들어서 먹이는 것이 좋다.

1) 죽

죽은 곡물을 주재료로 하여 물을 붓고 끓여 반유동식의 상태로 만든 음식을 말한다.

❶ 옹근죽, 비단죽 : 쌀을 통째로 넣어서 만든 죽을 말한다.

❷ 무리죽 : 물에 불린 쌀을 갈아서 만든 죽을 말한다.

〈표-8〉 무리죽의 종류

구분	만드는 방법	종류
두태죽	콩팥을 넣어 만든 죽	콩죽, 팥죽, 녹두죽
장국죽	쌀을 불려 부서뜨린 후 고기나 버섯을 넣고 간장으로 색을 낸 죽	쇠고기죽, 닭죽, 버섯죽
어패죽	어패류를 넣어 만든 죽	조개죽, 바지락죽, 백합죽, 전복죽, 참치죽
견과죽	잣, 호두, 대추, 감 등을 넣어 개별적으로 넣거나 합쳐서 만든 죽	잣죽, 호두죽, 대추죽, 감죽
야채죽	고구마, 감자, 호박 등의 야채를 다져 넣어 만든 죽	고구마죽, 감자죽, 들깨죽, 시금치죽

2) 미음

쌀 분량의 5~10배의 물을 사용하여 충분히 불리 후, 곡물을 껍질만 남을 정도로 푹 고아서 체로 걸러낸 음식으로 죽보다 묽게 만든 것을 말한다. 미음의 종류로는 쌀미음, 메조미음, 찹쌀미음, 차조미음, 인삼미음, 황률미음, 과일미음 등이 있다.

3) 응이

녹두, 갈근, 연근 등의 녹말을 넣어 끓여 만든 미음보다는 묽은 죽을 말한다. 곡물을 갈아서 그대로 쓰지 않고, 고운 베자루나 무명자루에 넣어 뿌연 물을 모두 짜내고 이것을 가라앉혀서 얻은 녹말에 물을 붓고 주걱으로 저어서 말갛게 익히면 된다.

4) 암죽

곡식이나 밤의 가루로 묽게 쑨 죽을 말한다. 암죽에 쓰는 쌀가루는 익힌 쌀을 말려 빻아 만드는데, 이미 호화된 녹말로 죽을 쑤기 때문에 짧은 시간에 만들 수 있다. 쌀의 녹말이 완전히 익도록 만든 것이므로 소화율이 좋아 유아용 또는 노인이나 환자용 음식으로 적당하다.

5) 즙

고기, 채소 등 수분을 함유하고 있는 물체에서 짜낸 액체나 농축액을 말한다. 허약한 사람의 보양식으로 좋다. 과실이나 채소에서 짠 즙 음료는 주스(juice, 문화어: 단물)라 부른다. 사과 주스, 오렌지 주스, 레몬 주스, 포도 주스, 파인애플 주스, 토마토 주스, 당근 주스, 체리 주스, 망고 주스 등이 있다.

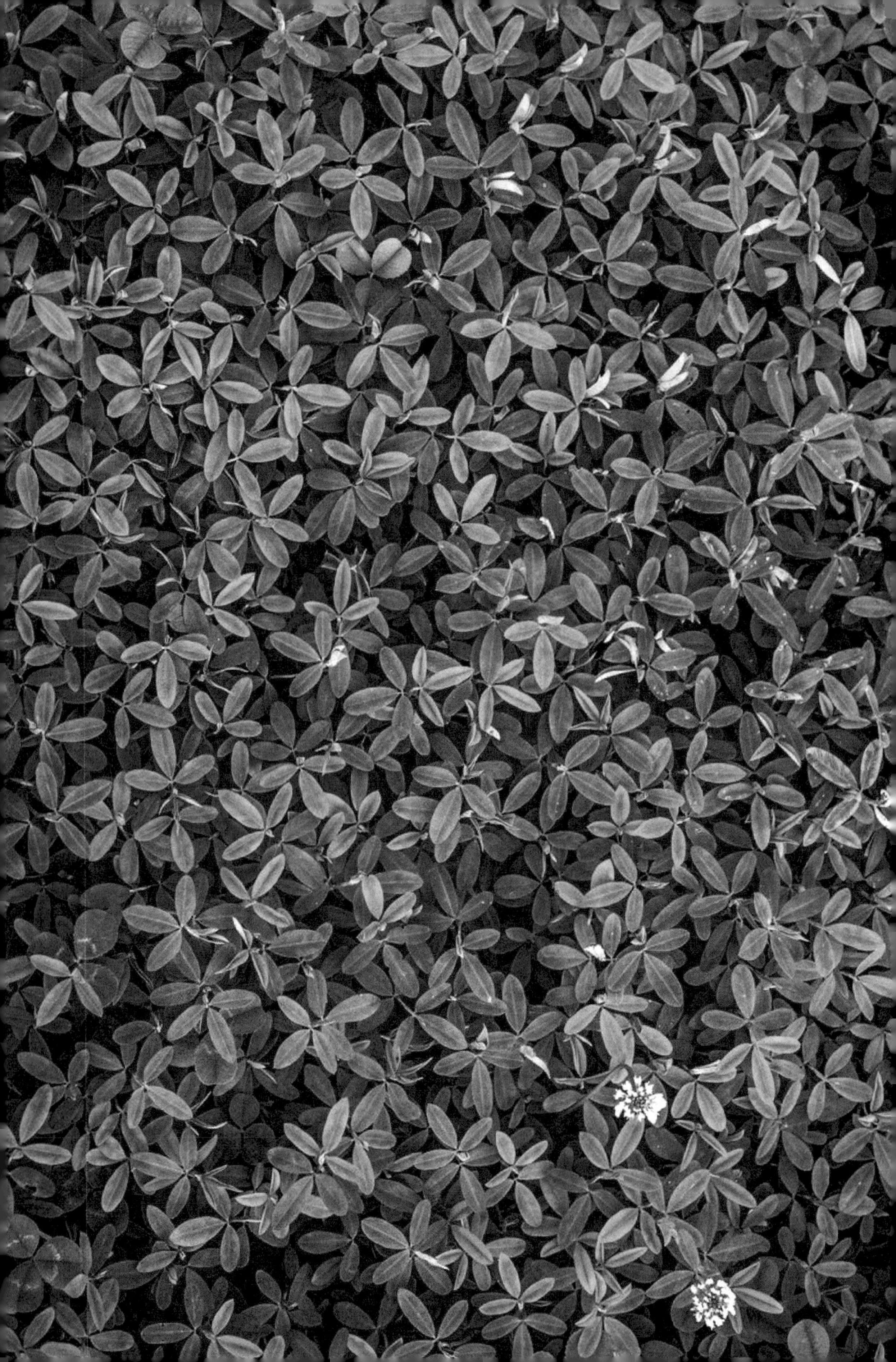

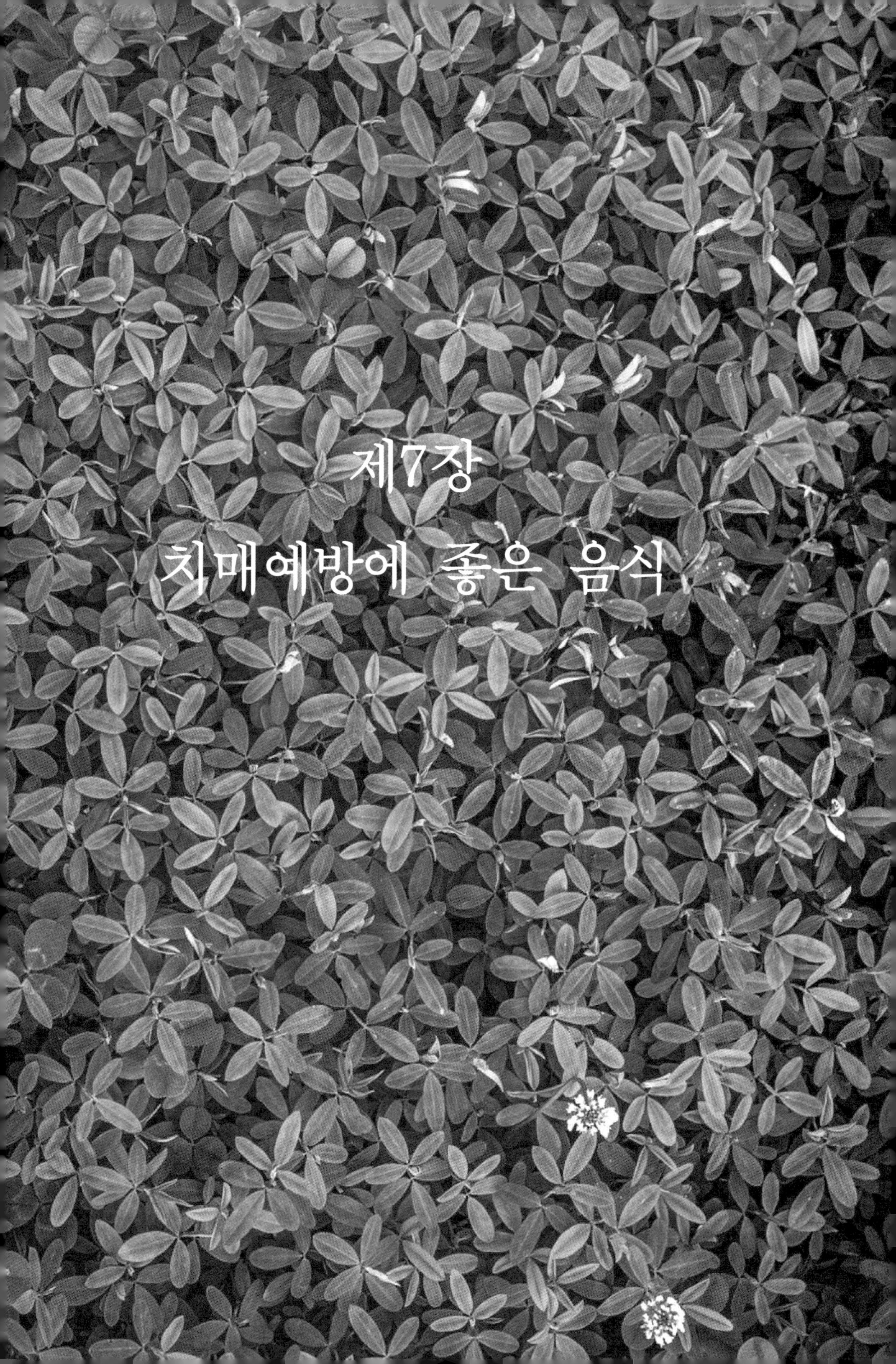

제7장

치매예방에 좋은 음식

견과류

인지 기능은 뇌혈관 염증이나 혈류량 등 뇌혈관의 상태와 밀접한 관계가 있다. 따라서 혈관에 나쁜 영향을 주는 포화지방이 적고 좋은 지방인 불포화지방은 많은 견과류가 치매 예방에 도움을 줄 수 있다.

호두, 잣, 땅콩 등 견과류는 식물성 오메가3 지방산인 알파리놀렌산(ALA)이 풍부하며, 비타민 E가 풍부해 혈전과 고지혈증을 개선, 뇌졸중을 예방하고 치매의 진행을 막아주는 효과가 있다. 미국 농무부(USDA)에선 1일 적정량으로 호두(반 개 기준) 12~14개, 아몬드 24개, 땅콩 35개, 피칸 15개, 캐슈넛 18개를 권하고 있다. 견과류의 효능을 보면 다음과 같다.

- 호두 : 불포화지방산이 다량 함유되어 있고 뇌신경을 안정시키는 칼슘과 비타민 B군이 풍부하다. 호두에 들어 있는 콜린과 오메가3은 뇌세포를 보호해주고, 리놀레산이라는 성분은 뇌기능 향상에 도움을 주어 기억력과 집중력을 높여주는 작용을 한다. 따라서 호두를 많이 먹으면 치매를 예방하는 효과가 있다. 호두를 하루에 서너 개 정도 먹으면 치매예방에 도움이 된다.

- 검은 참깨 : 뇌신경세포의 주성분인 아미노산이 균형 있게 들어 있어 최고의 두뇌 건강식품이다.
- 말린 자두와 건포도 : 철분을 비롯 미네랄, 비타민, 식이섬유 등 다양한 성분을 함유하고 있어 치매예방에 좋다.

현미

쌀은 예로부터 지금까지 우리의 주식이다. 우리의 식탁에 매일 오르고 있는 쌀밥은 예전의 쌀과 비교되지 않을 정도로 부드럽고 윤기가 흐른다.

쌀의 구조를 보면 크게 쌀눈과 외강층, 쌀겨, 백미로 구성되어 있다. 현미는 벼의 왕겨만 한 번 벗긴 쌀을 현미라 하며 백미는 열 번 이상 벗긴 쌀로 정미소에서 일괄적으로 도정을 한다. 이때, 쌀의 영양분이 모두 사라지고 정작 백미에는 5%정도의 영양분만이 남아 있다. 나머지는 쌀겨와 쌀눈으로 95%의 영양분이 포함되어 있으나 이는 모두 버려지고 있는 실정이다.

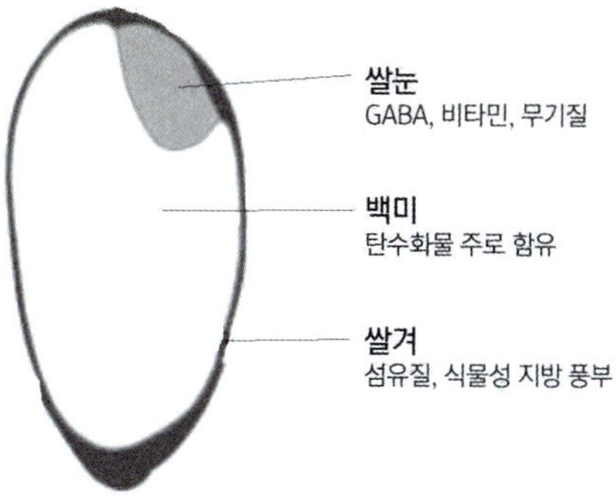

[그림-3] 쌀의 구조

현미는 쌀눈과 쌀겨가 그대로 살아 있고, 여기에 백미에 없는 영양소를 그대로 응축하고 있으며 비타민 E와 토코트리에놀이 많이 들어 있다. 토코페롤보다 항산화작용이 40~60배 강한 것으로 밝혀진 토코트리에놀은 항산화, 항암, 고지혈증 개선, 혈당 저하, 동맥경화 완화 등 다양한 생리활성을 가지고 있다. 뇌졸중과 치매를 예방하고 혈압을 안정시키는 역할을 한다.

쌀눈과 쌀겨 층에는 비타민과 미네랄이 풍부한데 이는 탄수화물을 소화시키는데 도움을 주는 효소역할을 한다. 그러나 꼭 이러한 성분은 아니더라도 오늘날 온갖 공해와 스트레스 속에서 질병에 거의 무방비 상태로 놓여 지기 쉬운 노인들에게는 몸의 자연치유력을 회복하고 강화해 주는 것이 좋다.

몸의 자연치유력을 회복하고 강화해 주는 방법은 현미, 통밀, 통보리, 콩, 기타 잡곡류와 같이 씨눈이 살아 있는 음식의 섭취가 절대적으로 필요하다.

우리가 흔히 먹는 보통의 밥은 백미로 지은 것이다. 백미로만 식사를 하게 되면 섬유질이 부족으로, 소장벽에서의 흡수가 급속히 진행되어 그만큼 살이 찌기가 쉽고 당뇨나 성인병에 걸릴 확률이 높아진다. 현미와 잡곡에 풍부한 섬유질은 그 자체가 영양분은 아니나 영양분의 흡수를 조절하고 변의 배설을 돕는 역할을 담당한다.

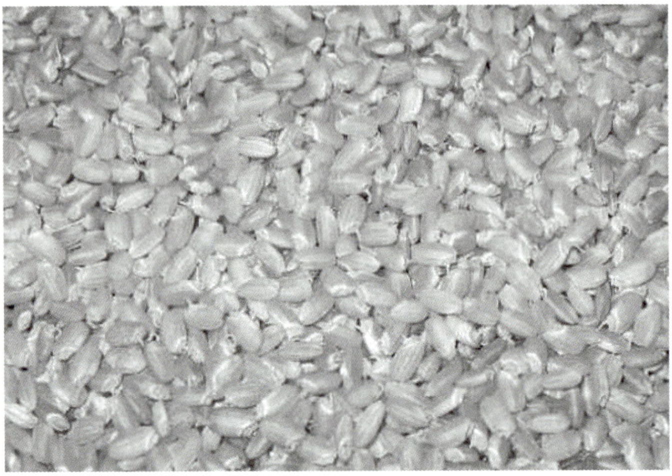

콩

콩은 '밭에서 나는 고기'라 불릴 정도로 필수 아미노산이 풍부한 완전 단백질 식품이다. 콩은 KBS의 2005년 송년특집 위대한 밥상에서 한국인이 꼭 먹어야 할 '비타민 10대 밥상'에서 당뇨 예방에 좋은 음식으로 뽑혔다. 위대한 밥상에서는 당뇨병을 위해선 평소 혈당지수가 낮은 음식을 섭취하는 게 좋은데 바로 콩이 혈당지수를 낮출 수 있는 대표적인 음식이라고 하였다. 또한 세계적으로 유명한 장수촌의 특징에서도 콩이나 콩을 가공한 두부나 메주를 섭취하는 곳이 많았다.

콩의 종류에는 강낭콩, 녹두, 팥, 동부, 검은콩, 서리태, 완두, 백태, 땅콩, 우리콩 등이 있다.

우리나라는 예로부터 축산업이 크게 발달하지 못했다. 그런 사회적 환경에 따라서 사람들의 식성도 자연스럽게 채식 위주로 되어 왔다. 하지만 채식위주의 식사만 계속 할 경우 영양성분 면에서 불균형을 가져오게 되는데, 특히 단백질과 지방질의 섭취가 부족하게 되기 쉽다. 그래서 항상 밥에다 콩을 넣어 먹음으로써 건강을 유지해 왔고, 신선한 채소가 없었던 겨울철에는 콩나물을 길러 먹음으로써 우리 몸에 필요한 비타민을 섭취하면서 지혜로운 삶을 살았었다.

1) 콩의 효능

사람의 살, 피, 뼈, 머리카락, 손톱, 발톱, 효소까지도 단백질로 구성이 되어 있기 때문에 단백질은 절대적으로 필요한데 콩에는 단백질이 많이 들어 있다. 특히 콩 속에 들어 있는 식물성 단백질은 40대 여성들이 걸리기 쉬운 골다공증을 예방하는 데 효과적이다.

콩 속에 풍부한 식이섬유는 위와 장에서 포도당의 흡수 속도를 낮추어 당뇨병을 억제하고 급격한 혈당 상승을 막는 효능이 있다고 하였다.

콩에는 인체에 필요한 아미노산이 18가지나 함유돼 있으며 더 나아가 체내에서는 합성되지 않는, 반드시 외부로부터 섭취하지 않으면 안 되는 필수 아미노산도 8가지나 함유 돼 있다. 특히 콩에 들어 있는 사포닌은 피를 맑게 하는 효과와 함께 뇌의 기능을 강화하는 효과가 있다. 방금 수확한 날 콩에서 나는, 엷은 애린 맛과 쓴 맛이 바로 사포닌이다.

과거로부터 콩은 오곡의 하나로 꼽혀 왔으며 탄수화물 식품인 쌀을 주식으로 먹는 우리에게는 쌀에 부족한 단백질과 지방질을 보충하고 공급하는데 있어 가장 적절한 식품임을 어느 누구도 인정 하지 않을 수 없다.

2) 콩 가공품

❶ 메주

메주는 푹 삶은 메주콩을 볏짚꾸러미 등에 넣고 띄운 식품이다. 메주는 메주균에 의해 콩의 단백질이 분해되기 때문에 특유의 향기와 풍미를 갖고 있다. 메주는 단백질은 100g 중에 15g, 지방이 약 10g이나 함유돼 있으며, 분해가 진행됐기 때문에 흡수도 빠르다. 더욱이 메주균에 의해 구내염이나 피부염을 방지하는 비타민 B_2는 원래 콩의 12배 이상이나 증가돼 있다. 또한 사포닌도 0.09~0.1%가 들어 있다.

메주를 가지고 만든 가공식품에는 간장과 된장이 있다.

❷ 두부

두부는 콩을 으깨어 콩 속에 있는 단백질이나 지방 같은 가용 성분을 응고제로 굳힌 것이다. 만드는 방법은 우선 콩을 물에 넣어 부드럽게 한 후 소량의 물을 부으면서 갈아 으깬다. 여기에 10배 정도의 물을 더 부어서 끓인 후, 차가워지기 전에 천으로 짠다. 두부는 수분이 많고(전체의 약 89%) 양질의 단백질과 지방이 풍부한 영양 식품이며 칼슘의 보급원으로서 최적이라고 할 수 있다. 두부는 소화성도 우수하며, 특유한 맛, 탄력 있는 질감을 준다.

❸ 두유

콩을 짠 즙이며 두부의 직접적인 원료이다. 최근엔 마시는 알칼리 식품으로서 '두유 붐'이 일어나고 있으며 독특한 콩 냄새를 없앤 제품이 시판되고 있다. 두유는 원래 콩이 가지고 있는 단백질의 80%는 두유로 옮겨가고, 단백질은 100g중 약 6g, 지방이 100g 중 3.5g, 사포닌은 0.5%가 들어 있다. 지방의 대부분이 리놀산이나 리노렌산과 같은 필수 지방이다. 특히 리놀산은 지방을 구성하는 지방산의 약 52%를 차지하고 있다. 이들 필수 지방산에는 고혈압이나 동맥경화 등과 같은 성인병의 원인이 되는 콜레스테롤을 배출시키는 작용이 있으며 성인병의 예방에 효과적인 음식물이다. 더욱이 우유에는 함유되어 있는 콜레스테롤이 두유에는 전혀 들어 있지 않다.

❹ 비지

두부를 만들고 난 찌꺼기를 말한다. 콩이나 두부보다는 성분적인 면에서 약간 떨어지지만, 칼로리가 낮고(비지의 칼로리는 콩의 $\frac{1}{4}$에 불과하다), 식이섬유가 100g 중 11.5g이나 들어 있어, 무려 우엉의 두 배나 된다. 맛도 훨씬 담백한 것이 장점이다. 비지는 입맛에 맞춰 다양하게 요리할 수도 있으며, 부피감이 있기 때문에 소량으로도 배가 부르다.

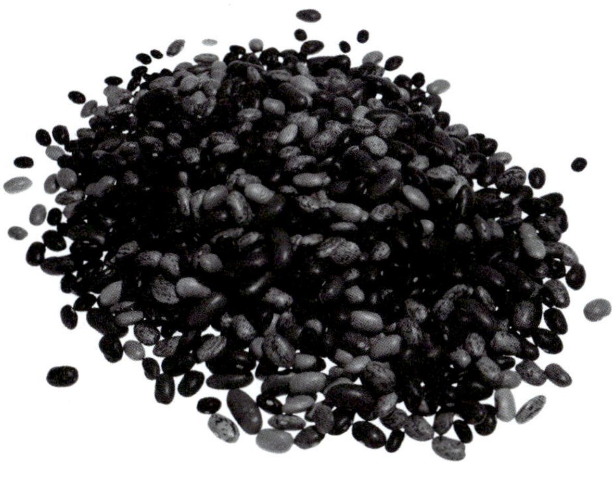

계란

계란은 우리주위에서 손쉽게 구할 수 있고 흔하게 볼 수 있는 식품이다. 그래서 우리는 희소성의 가치가 낮은 계란을 섭취했을 때 우리 몸에 얼마나 이롭고 좋은 영향을 미치는 지는 생각을 하지 않는다.

계란은 다른 단백질 위주의 스태미나 음식에 비하여 필수아미노산이 균형 있게 들어 있으며, 비타민과 미네랄까지 영양 면에서 어느 것 하나 손색이 없어 완전식품이라 불린다. 덕분에 남녀노소를 막론하고 가능한 한 많이 먹을수록 좋은 식품이며, 특히 성장기 어린이에게 두뇌발달에 꼭 필요한 레시틴이 풍부하게 들어 있다는 것이다. 계란노른자에 든 레시틴은 뇌의 먹이라고 불릴 정도로 뇌 활동에 절대적으로 필요한 성분이며, 기억력을 증진시킬 수 있고 치매까지 예방할 수 있다.

서양에서는 부활절 아침에 계란을 먹는 풍습이 있는데 이는 계란이 새로운 삶의 상징이자, 긴 사순 기간에 결핍된 영양을 계란을 통해 보충하려는 지혜의 발로다. 계란노른자에 풍부한 레시틴은 혈중 콜레스테롤이 높아지는 것을 막아준다. 계란에 있는 레시틴은 콜레스테롤 농도를 낮추고 간에 지방이 쌓이는 것도 막아준다. 따라서 콜레스테롤 수치가 정상인 사람이라면 하루 한두 개 정도의 계란 섭취는 문제가 되지 않는다.

특히 육식을 주로 하는 서양인과는 달리 채소를 많이 먹고, 우유 소비량도 적은 우리나라 사람들에겐 계란을 많이 먹어 혈중 콜레스테롤 농도가 높아지는 경우는 거의 찾아보기 힘들다. 건강에 막대한 타격을 주는 유해성 콜레스테롤은 주로 포화지방을 함유한 육류나 튀김에 오히려 더 많다.

계란을 고를 때는 껍데기가 두껍고 거칠거칠한 것이 좋다. 계란을 사서 냉장고에 넣으면서 어디가 밑으로 가야 할지 고민하는 경우가 많은데 뾰족한 쪽이 밑으로 가게 넣고 오물이 묻어 있는 것은 빨리 쓰도록 한다. 계란 껍데기는 까칠한 난 각층과 작은 구멍이 있는데 씻느라고 문지르면 얇은 막이 벗겨져서 세균이나 곰팡이가 침입하여 오염될 수 있다.

계란은 생산일로부터 통상 5일 이내에 먹는 것이 가장 좋으며, 냉장고에는 3주까지만 보관하는 것이 좋다. 계란을 보면 둥그스름한 쪽과 뾰족한 쪽이 있는데 둥그스름한 쪽을 통해 계란이 숨을 쉬므로 뾰족한 쪽을 밑으로 해서 보관해야 한다.

보통 냉장고 문에 계란 보관 케이스가 있는 경우가 많은데, 계란을 자주 여닫는 문에 보관할 경우 계란에 충격이 가해져 신선도가 빠르게 떨어질 수 있다. 신선한 계란은 깨뜨려 보면 알 수 있는데, 노른자의 높이가 높고 탄력이 있으며 흰자는 두께가 두껍고 투명하며 점도가 좋아야 신선한 계란이다. 깨뜨렸을 때 노른자의 경계가 불분명하거나 노른자가 풀어진 것은 상한 것이므로 버려야 한다. 계란 표면은 껍질 전체의 결이 곱고 매끈하며 무엇보다 단단해야 신선하다.

계란은 우리가 가장 싼 값에 구할 수 있는 가장 완벽한 식품이면서 다양한 요리에 활용할 수 있으며 맛 또한 훌륭하다.

등푸른 생선

생선을 많이 먹으면 머리가 좋아진다는 것은 과학적으로 입중 된 사실이다. 생선 중에 두뇌의 발달을 도와 지능을 좋게 하는 DHA란 성분이 많이 들어있기 때문이다.

사람의 뇌에는 DHA란 성분이 10%정도 들어있는데, 이 성분의 역할은 기억 학습능력을 향상시키는 작용을 하여 뇌의 기능을 좋게 한다. 이 기능은 태아나 성장기 어린이, 노인들에게 같은 효과가 있어 치매를 예방할 수 있다.

생선이라고 해서 모두 똑같은 양의 DHA가 들어있는 것은 아니다. 참치, 방어, 고등어, 꽁치, 장어, 정어리 등 등푸른 생선에 주로 많이 들어있다. 또한 참돔, 잉어, 가자미, 넙치, 대구, 농어 날치 등 흰살 생선에도 적은 양이지만 들어 있다. 특히 요즘에는 이른바 웰빙이 강조되면서 육류보다 생선이 건강에 좋다는 인식이 널리 퍼져 있다.

생선에는 우리 몸에 좋은 영양성분을 함유하고 있는데, 그중에 생선은 양질의 단백질을 많이 함유하고 있다. 다양한 아미노산으로 분해되어 우리가 필요로 하는 체구성 물질, 즉 세포구성 물질이 되어 건강 유지에 아주 중요하다.

생선은 일반적으로 DHA와 EPA가 인체의 노화를 막아 젊음을 유지시켜 주는 식품이므로, 산성 체질에서 발생률이 많다는 암류의 발생을 억제시키는 기능이 있다. 생선에는 생리작용에 필수적인 비타민류와 무기염류가 많이 함유되어 있어 건강 유지에 기여한다. 고단백 저칼로리의 수산식품은 무엇보다도 비만의 원인이 될 수 있는 것을 차단함으로써 건강 유지에 좋다.

등푸른 생선은 바다 표면 가까운 곳에 살고 있어 물살에 따라 헤엄쳐 다니면서 운동을 많이 하기 때문에 근육이 단단하고 지방 함량이 20%정도 더 높으며 비린내가 많다는 특징이 있다. 대표적인 등푸른 생선으로는 고등어, 꽁치, 정어리, 청어, 삼치, 가다랑이, 참치, 장어, 연어, 방어, 멸치, 뱅어 등이 있다.

등푸른 생선에는 비타민 D가 많이 들어 있는데 이것이 칼슘과 인산의 흡수를 도와 뼈와 이를 튼튼하게 해준다. 따라서 성장기 어린이의 발육은 물론 노인이나 갱년기 이후 여성의 골다공증 예방에 비타민 D가 필요하다.

멸치, 뱅어 등의 뼈째 먹는 생선과 정어리, 꽁치 등의 통조림에는 칼슘이 풍부하게 들어 있는데, 이들 생선을 많이 먹으면 체액이 약알칼리성으로 유지되어 건강에 좋을 뿐만 아니라 뼈와 이가 튼튼하게 된다. 특히 성장기에 있는 어린이나 뼈가 물러지기 쉬운 노인들이라면 이들 식품을 신경 써서 먹을 필요가 있다.

흰살 생선은 맛이 담백할 뿐만 아니라 바다 깊이 살면서 운동을 별로 하지 않아 살이 비교적 연한 편이다. 흰살 생선은 노화방지, 시력강화, 각종 염증에 효과적이다. 흰살 생선은 지방질이 적고 살이 연해 소화 흡수력이 떨어지는 어린이나 노인, 환자들에게 특히 좋다. 흰살 생선은 등푸른 생선에 비해 영양가는 떨어지지만 비린내가 적고 맛이 담백해 누구든지 즐길 수 있다. 붉은색 생선과는 달리 생선살이 흰색을 띠고 있으며 껍질이 비늘로 덮여 있거나 두꺼운 것이 특징이다.

대표적인 흰살 생선으로는 대구, 명태, 조기, 민어, 광어, 가자미, 도미, 복어, 농어, 갈치, 준치 등이 있고 민물고기로 잉어, 붕어, 은어 등이 있다. 등푸른 생선에 비해 영양 성분은 적은 편이지만 명란과 같은 것에는 각종 영양소가 풍부하게 들어 있으므로 식단에 자주 이용하도록 한다.

세계최고의 장수국가인 나라는 일본이다. 그 일본인들의 장수비결은 단연 생선을 이용한 요리와 생선회를 즐겨 먹는데 있다고 한다. 생선회는 불포화지방산과 풍부한 섬유질. 저칼로리 고단백 식품으로 다이어트와 미용 그리고 건강유지에 최상의 식품으로 이미 여러 학자들의 연구보고서 및 식품연감 등으로 뛰어난 영양에 대한 인정을 받고 있다.

채소

태양 에너지를 이용하여 여러 가지 영양소를 스스로 만들어 생존하는 생물을 식물이라고 하고, 이들이 만들어 놓은 영양소를 식품으로 이용할 때 흔히 채식 이라고 한다. 채식이란 곡식, 견과, 감자, 고구마, 채소, 과실, 해조류 등을 일컫는다. 채소는 흰 색깔을 가진 채소보다 녹색의 채소가 더 좋고, 열을 가하지 않고 생으로 먹는 것이 더 좋다. 열로 가열해서 먹으면 많은 영양소들이 파괴되기 때문이다. 육식을 전혀 먹지 않고 채식만 먹으면 건강에 문제가 생기지 않을까 걱정하는 사람들이 많다. 그러나 채식만 하여도 별다르게 문제가 생기지 않는다.

채소는 뼈의 성장과 신경전달계에 관여하는 칼슘과 효소의 구성 성분인 마그네슘 등의 좋은 공급원이기도 하다. 채소에는 섬유소의 함량이 많아 장운동을 활성화시켜 변비를 예방해 주며 포도당과 콜레스테롤의 흡수를 저하시키는 등의 우리 몸에서 중요한 역할을 한다.

아무리 좋은 것이라도 먹는 방법이 잘 못되면 먹지 않은 것만 못하게 된다. 채소를 섭취 전에 주의할 것이 있는데, 채소 재배 시 농약을 사용하는 관계로 특별히 유의해서 잘 씻어야 하고 기생충 감염에 유의하여 깨끗하게 씻어서 위생적으로 조리해야 한다.

치매예방에 좋은 채소를 보면 다음과 같다.

- 감자 : 비타민 C, 비타민 E, 철분이 풍부하며 기억력과 사고력을 향상시키는 비타민 B_1과 B_2가 함유되어 있다.
- 샐러리 : 샐러리에 함유된 루테올린(luteolin)은 인지능력 감퇴를 지연시키며, 루테올린은 뇌의 염증을 제거해 뇌세포 노화도 막아준다.
- 카레 : 최근 카레의 주성분인 강황이 수퍼푸드로 급부상 중이다. 카레의

커큐민 성분은 치매를 일으키는 원인 중 하나인 뇌에 축적되는 독성 단백질을 분해하여 뇌세포를 보호하고 마음을 안정시켜 준다. 일부 과학자들은 이미 손상된 뇌의 재건과 신경계통 이상을 치료하는데도 도움이 된다고 한다.

- 노루궁뎅이 버섯 : 노루궁뎅이 버섯에는 헤리세논(Hericenone D)과 에리나신(Erinacine C)은 신경세포 증식인자의 합성을 촉진해 치매와 알츠하이머 증세를 예방한다.
- 브로콜리 : 브로콜리에는 비타민 K와 엽산이 풍부하여 신경계에 좋은 영향을 주어 치매예방과 치매지연에 도움이 된다.
- 녹차 : 녹차 속 카페인은 뇌 속 해마의 기능을 활성화하는 역할을 한다.
- 녹황색채소 : 항산화 효과가 높은 것으로 밝혀져 있다.
- 검은 깨 : 기억력 증진에 좋은 레시틴과 리놀산이 혈액 순환과 노화방지에 도움을 준다.

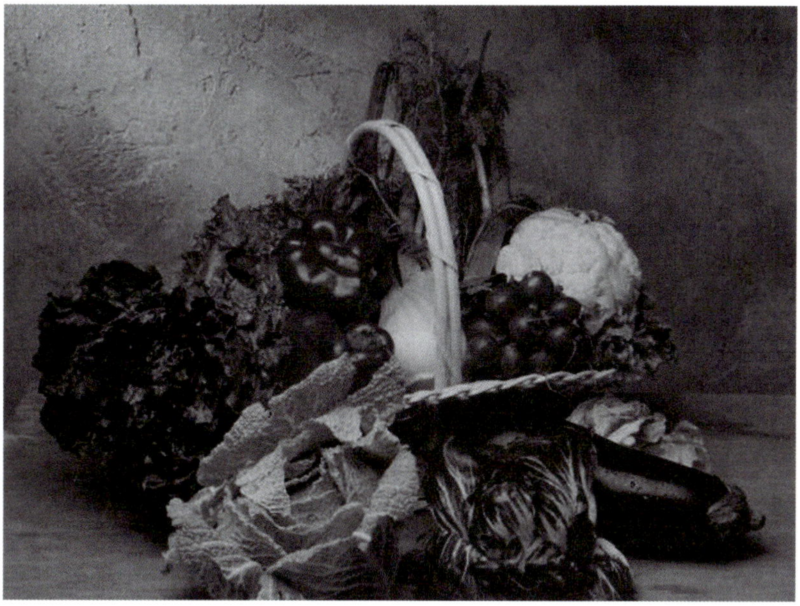

과일

사람들은 과일을 꼭 먹어야 하는 음식이라고 생각하기에 식당에서 식사가 끝나면 꼭 후식으로 내놓는 음식이기도 한다. 과일은 비타민, 미네랄, 당분 등이 풍부하게 들어 있는 자연 식품이며, 피부미용에 좋고, 혈액을 알칼리성으로 만들어주기 때문에 건강식품이라고 생각한다.

과일은 당분 중에서도 과당이 많아서 중성지방으로 전환되기 쉽다. 따라서 당도가 높은 과일일수록 많이 먹으면 당분이 중성지방으로 전환되어 결국 비만의 원인도 기도 하고 지나치게 섭취하면 당뇨병을 악화시킨다. 더군다나 건포도나 곶감같이 과일을 말리면 당분의 함량이 놀랍게 많아진다. 생과일에는 수분이 그만큼 많기 때문이다.

과일은 색깔에 따라 그 효과와 하는 일이 다르다.

1) 빨간색 과일

빨간색 과일은 피를 생각하게 하는데, 붉은색은 건강과 에너지의 상징이고 과일의 빨간색은 우리 몸 안에서 유해산소를 제거하는 역할을 한다.

❶ 토마토

토마토의 붉은색의 라이코펜은 뛰어난 항산화력으로 암을 예방하는 탁월한 효능이 있다. 그리고 뇌의 활성산소 생성을 억제 뇌세포 파괴를 막아 치매예방에 탁월한 효과가 있다. 최근 연구에 따르면 토마토에 함유된 알파리포산(alpha-lipoic acid)도 뇌 조직 보호에 도움을 줄 뿐 아니라 이미 발병한 알츠하이머 진행도 지연시켜 준다고 한다.

❷ 딸기

딸기에 많이 있는 안토시아닌 역시 강력한 항산화물질이다. 안토시아닌은 시력 향상과 당뇨병 조절에 도움을 주고 혈액순환을 증진시킨다.

❸ 사과

사과에는 기억력 향상과 뇌세포 보호를 돕는 케르세틴 성분이 들어 있다. 이는 뇌에 신경을 전달하는 물질인 아세틸콜린의 양을 증가시켜 준다.

2) 노란색 과일

노란색 과일의 대표적인 과일인 오렌지와 귤에는 플라보노이드가 풍부하다. 플라보노이드도 유해산소의 활동을 차단하는 뛰어난 항산화 물질이다.

3) 녹색 과일

기본적인 파이토케미컬의 효과는 채소를 통해서 얻을 수 있지만 녹색 과일에서는 질 좋은 영양소를 한 번에 얻을 수 있다. 키위는 비타민과 미네랄의 왕이면서 파이토케미컬도 풍부하다.

4) 보라색 과일

보라색 과일에는 포도와 블루베리가 있다. 포도는 이미 적포도주의 심장병 예방효과로 널리 알려져 있다. 껍질에 들어있는 플라보노이드가 동물성 지방 섭취로 증가하는 노폐물이 혈관 벽에 침착하는 것을 막고 좋은 콜레스테롤 수준을 높여준다. 특히 유해산소에 의한 유전자 손상을 감소시키는 항암 작용도 한다.

우유

우유는 젖소의 젖샘에서 분비되는 특유한 향미와 단맛을 지닌 흰색의 불투명한 액체를 말한다. 우유는 어린 송아지의 유일한 먹이로서 송아지는 어미의 젖으로 생명을 유지하고 정상적인 성장을 할 수 있다.

우유는 소화률이 높고 위와 장의 건강에 좋으며 먹기에 편리하므로 모든 연령층의 사람에게 필요한 건강 영양식품이다. 소화율이 높다는 것은 우유의 주영양소인 단백질, 지방, 유당이 고스란히 체내에 흡수된다는 것을 의미한다.

1) 우유의 효능

우유는 수분·지방·단백질·유당 및 무기질의 주성분과 비타민·효소 등의 미량성분으로 구성되어 있다. 이와 같이 우유는 인체에 필요한 모든 종류의 영양소를 함유하고 있을 뿐만 아니라 흡수·이용률이 높아 단일식품으로는 가장 완전한 식품으로 알려져 있다.

영양소로서 우유의 지방·유당 및 단백질은 열과 에너지의 공급원이 되고, 특히 유단백질은 필수아미노산을 균형 있게 함유하고 있으며, 그 양도 다른 식품의 단백질보다 많다.

우유와 유제품은 성장을 증진시키는 한편 인체의 각종 질병에 대한 저항력을 높여준다. 최근 의학연구결과에 따르면 우유는 암세포성장을 억제하고 충치를 예방하는 등 질병 예방효과가 뛰어나며, 유제품을 많이 먹는 민족이 장수하는 것으로 밝혀졌다. 또한 칼슘이 부족하면 과민성이 되어 화를 내기 쉽고 주의력이 산만해지는 등 정신면에서도 불안정해진다. 따라서 칼슘이 부족해 치매에 걸리기 쉽다.

특히 우유를 많이 마시면 골다공증도 예방할 수 있다. 골다공증은 뼈 속의 칼슘성분이 체외로 빠져나가 뼈의 밀도가 감소됨으로써 생기는 병으로 뼈가 휘고, 골절을 일으키는 등 주로 중·노년 여성에게 많이 발병한다. 이 병을 예방하기 위해서는 충분한 칼슘섭취가 필요한데, 성인의 경우 하루에 3컵(약 700㎖)정도의 우유를 마시는 것으로 우리 몸이 필요로 하는 1일 칼슘 권장량 800㎎을 공급받을 수 있게 된다.

2) 유제품

❶ 액상유제품

일반적인 백색시유, 비만과 성인병예방을 위한 저지방우유, 비타민, 칼슘 등을 강화시킨 강화우유, 유당불내증 환자를 위한 유당분해 우유, 각종 향을 첨가한 가공유가 있다.

❷ 요구르트

젖산균을 사용하여 우유를 발효시켜 만든 제품을 말한다. 요구르트는 떠먹는 형태의 호상요구르트와 한국, 일본, 유럽 등지에서 제조되는 액상요구르트가 있으며 종류에 따라 다양한 향이나 과일을 첨가하기도 한다.

❸ 치즈

우유를 젖산균 발효와 효소(렌넷)의 작용에 의해 응고시키고 이를 적정기간 숙성시켜 제조하는 것을 말한다. 치즈는 주로 수분 함량에 의해 연질·반경질·경질·초경질 4종류로 분류되거나 숙성의 특징에 따라 구별된다. 치즈는 전세계에 400~500여종이 있다.

3) 우유 먹는 방법

모든 노인들이 우유를 좋아하는 것은 아니다. 우유를 먹기 싫어하는 노인에게 가장 편하고 먹게 하기 위해서는 시리얼을 우유와 함께 섭취하도록 하는 방법이다. 영양학적으로도 우유와 시리얼을 함께 먹으면 우유만 먹는 것 보다 많은 칼슘을 흡수할 수 있다. 시리얼을 우유와 함께 먹으면 시리얼 속의 유당,

비타민C 등이 우유 속 칼슘 흡수를 돕는다.

우유를 데워 천천히 마시거나, 유산균 요구르트, 치즈 등과 함께 섭취하는 것도 좋은 방법이다. 우유가 소화가 잘 안되는 노인은 딸기우유, 바나나우유 등의 과즙 우유를 마시면 괜찮다. 그 이유는 과즙이나 곡물 등이 첨가된 우유는 100% 흰 우유보다 원유 함량이 적어 유당의 함량도 그만큼 적어지며, 함께 들어간 과즙 등의 성분이 우유 섭취를 보다 부드럽게 하기 때문에 상대적으로 소화가 쉽다.

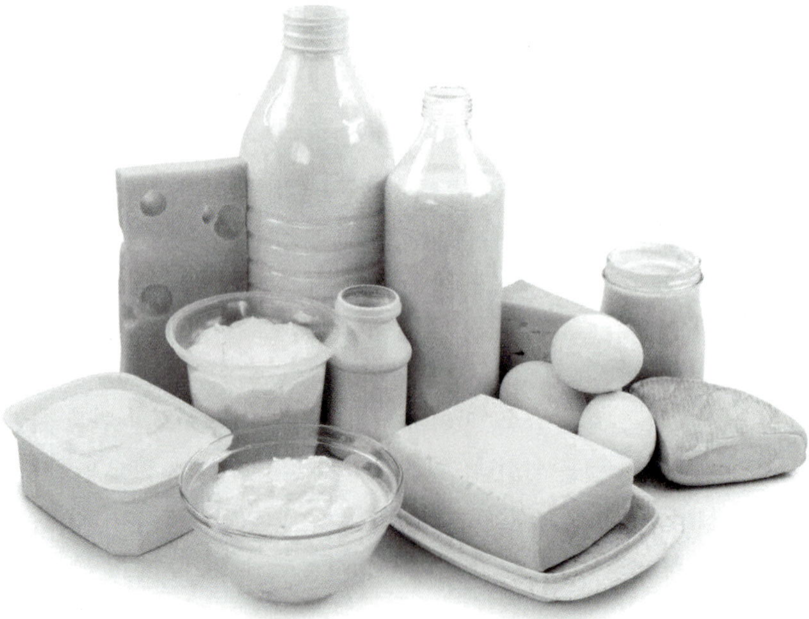

해조류

오래전부터 해조류를 즐겨 먹던 우리에게는 김, 미역, 다시마, 파래 등은 익숙한 식품이라 할 수 있다.

알칼리성 식품인 해조류는 각종 미네랄과 비타민, 단백질, 식이섬유가 풍부해 피부 미용은 물론 원활한 신진대사를 돕고 각종 성인병 예방에도 탁월한 효과가 있다. 또한 암을 예방하고 다량의 철분이 있어 빈혈에도 좋다.

특히, 해조류는 알칼리성 식품으로 각종 미네랄과 비타민, 식이섬유가 많고 피를 맑게 하고 변비를 예방하고, 노화방지, 비만예방, 갑상선 장애 방지, 동맥경화. 고혈압 등이 성인병을 예방해준다. 그리고 다시마, 미역, 김, 톳 등에는 칼슘 함유량이 분유와 맞먹을 정도로 많이 들어 있어 여성의 골다공증이나 골연화증에도 매우 좋다.

해조류는 가격도 저렴하고, 영양이 풍부하며, 맛 또한 고소하고 담백하며, 쉽게 구할 수 있어 남녀노소 누구나 즐길 수 있다. 그 중에서도 우리식탁에 자주 올라오는 해조류에는 김, 미역, 다시마가 있다. 특유의 고소한 맛을 내는 김은 돌김, 재래김, 파래김, 파래돌김 등 그 종류도 다양하다.

미역은 고래가 새끼를 낳은 뒤 미역을 뜯어 먹는 것을 보고 산후 조리에 좋은 음식이라는 것을 알게 됐다. 실제로 칼슘 함량이 상당해 자궁 수축과 지혈에 큰 도움이 되고 신진대사를 활발히 돕는 요오드도 풍부하다. 해조류에 있는 요오드는 두뇌 발달에 연관이 있는 갑상선 호르몬의 재료가 된다. 또한 미역은 머리를 맑게 해주는 칼륨이 많이 들어 있다.

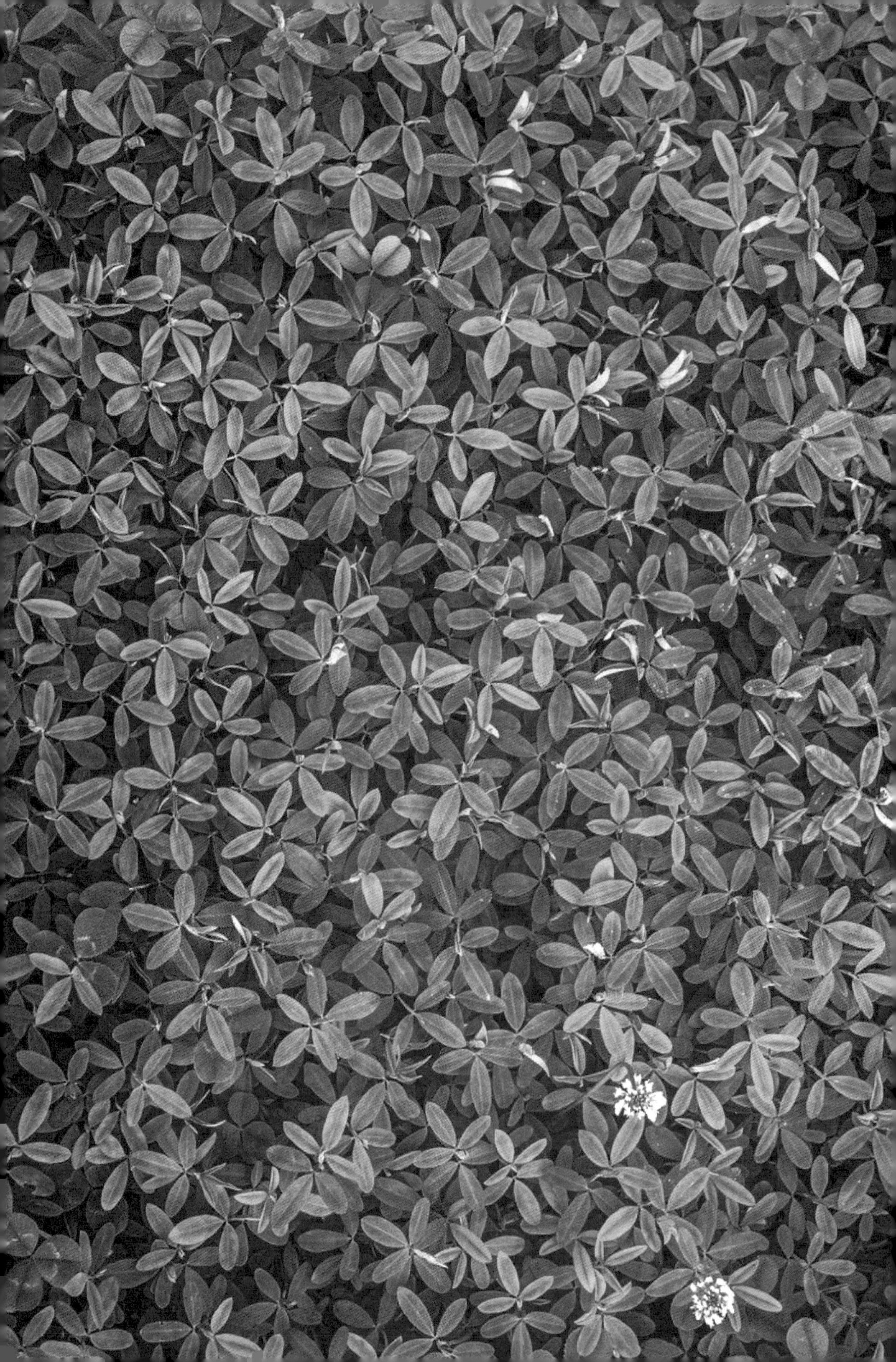

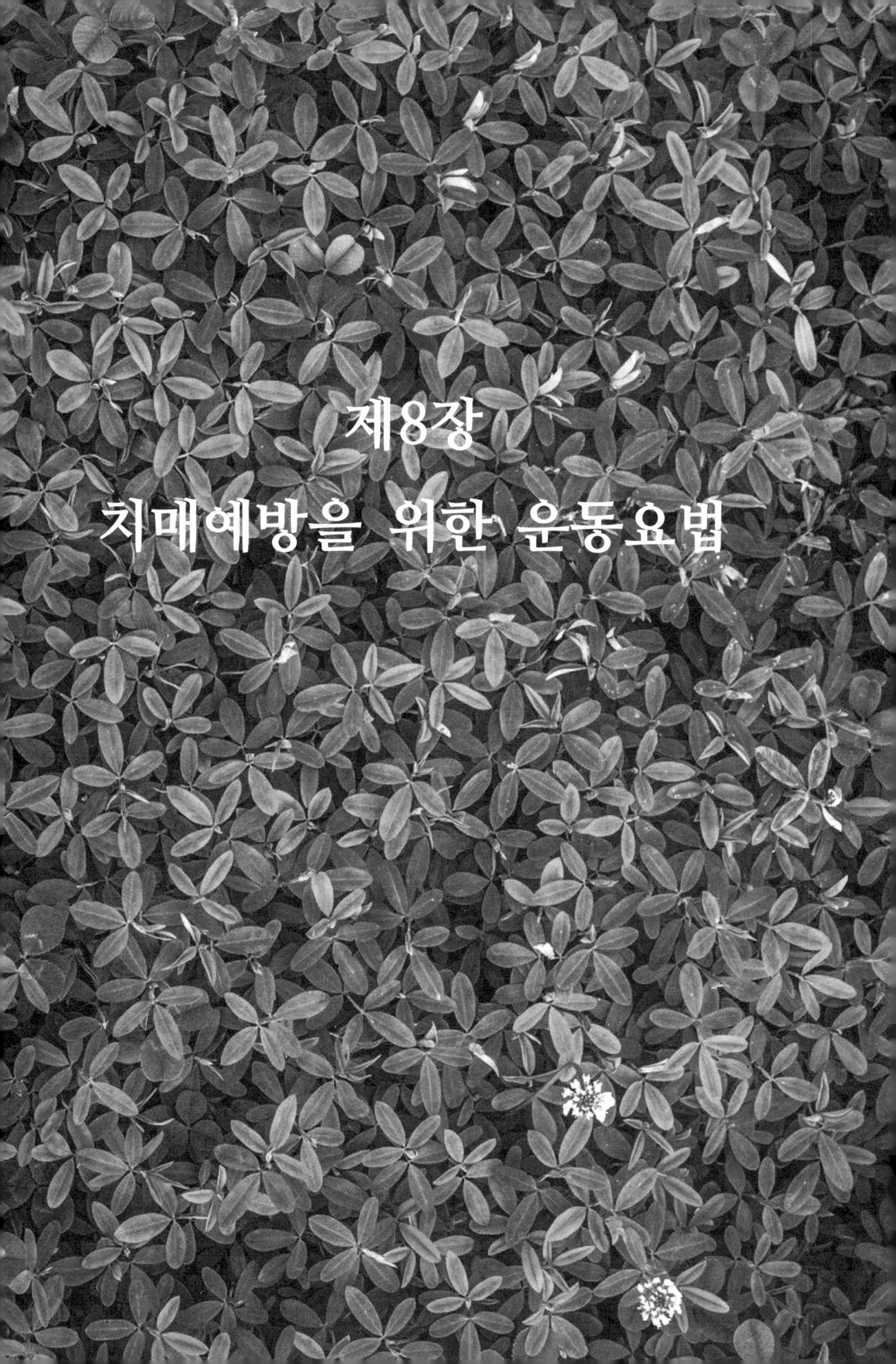

제8장

치매예방을 위한 운동요법

치매예방을 위한 운동

운동요법이란 신체의 운동을 통하여 질병이나 그 후유증을 치료하는 방법을 말한다. 노인들에게 운동요법은 신체의 구조 및 기능의 저하를 예방하고, 질병이나 손상된 기능을 회복하고, 체력을 개선하여 치매에 도움이 되는 것으로 알려져 있다.

운동은 치매예방을 위해 매우 중요한 신체 활동으로 부각되고 있지만, 어떤 운동을 얼마나 해야 치매에 좋은지에 대해서는 아직 분명하지 않다. 다만 노년기에 접어들면서 부담없이 일상생활에서 손쉽게 할 수 있는 운동이 있다면 비단 치매 뿐 아니라 고혈압, 당뇨병, 낙상 등 노년기 질병이나 사고 예방에도 크게 도움이 될 것은 분명하다.

운동을 하면 다음과 같은 효과가 있다.

- 운동은 친목 도모의 효과가 있어 소외와 고독에서 벗어나게 해준다.
- 운동은 심신의 피로 및 휴양에 효과적이다.
- 운동은 스트레스 해소와 단조로운 생활에서 벗어나게 해준다.
- 운동은 자신감 향상, 심리적 안정감을 준다.
- 운동은 건전한 여가 선용을 가능하게 해준다.
- 운동은 순발력, 지구력, 근력, 협응력, 평형감각 등의 신체적 건강이 이루어진다.
- 운동은 집중력, 기억력 증진, 시공간지각능력 증진, 청력·시력 등을 향상시킨다.
- 운동은 노인이 6개월간 규칙적 운동을 한 결과 심폐기능이 향상된다.
- 운동은 인지기능의 손상 및 치매 발병률이 낮아지고, 혈압, 당뇨, 고지혈증 등의 만성질환들이 치료 또는 예방되었다.
- 매일 20~30분의 규칙적인 운동은 인지기능 감소를 지연시킬 뿐 아니라,

인지장애와 치매의 진행과정 또한 늦추는 효과가 있다.

- 유산소 운동은 노인의 우울 증세를 호전시킨다.
- 운동은 노인의 근력을 강화시켜 준다.
- 운동은 노인의 뇌혈관의 손상 위험을 줄여 준다.
- 운동은 심혈관 기능을 개선시키고 뇌 혈류량을 증가시켜 전두엽의 위축 및 퇴화로 인한 인지기능 장애를 예방한다.

치매예방을 위해 필요한 체력

1) 근력

근력이란 근육이 한 번에 최대로 낼 수 있는 힘을 말한다. 힘을 기른다는 것은 근력을 향상시킨다는 것을 의미한다. 노인에게 있어서 근력은 일상생활에서 전반적인 신체활동을 자유롭게 할 수 있게 해주고, 각종 질병에 대한 저항력을 키워주어, 건강하고 활기찬 생활을 할 수 있게 해준다.

노인들의 근력을 높이기 위해서는 기어가기, 버티기, 밀기, 끌기, 걷기, 뛰기, 밀기, 당기기, 무릎 들어올리기, 계단 오르기, 팔굽혀 펴기, 장애물 넘기 등이 효과적이다.

2) 지구력

운동을 지속하는 능력에는 근지구력과 전신지구력이 있다. 근지구력은 저항에 대하여 반복하여 힘을 내는 것, 또는 근육의 수축을 지속적으로 할 수 있는 능력을 말한다. 전신지구력은 격렬한 전신운동을 장시간 계속하는 능력을 말한다.

노인은 급격한 운동이나 부하가 강한 운동을 장시간 계속하게 되면 운동 직후의 심박 수가 오히려 안정 시의 심박 수보다도 감소하기 때문에 항상 무리가 되지 않도록 주의해야 한다.

노인들의 지구력을 높이기 위해서는 매달리기, 턱걸이, 밀기, 끌기, 버티기, 오래 걷기, 계단 오르기, 놀이, 율동, 수영 등이 효과적이다.

3) 유연성

유연성이란 몸의 균형을 잡거나 바른 자세를 취할 때뿐만 아니라 운동을 수행하는 데 크게 작용하는 체력요소를 말한다. 유연성은 몸을 비틀고, 굽히고, 돌리고, 숙이는데 근육을 부드럽고 효율적으로 움직이는데 필수적이다.

유연성이 생기면 근육에 탄력이 생기며, 관절의 가동범위가 확대되어 할 수 있는 운동이 증가하게 된다. 노인들의 유연성을 높이기 위해서는 의자에 앉아 다리 올리기, 의자 잡고 상체 굽히기, 팔 굽혀서 펴기, 벽 잡고 다리 굽히기, 몸을 앞·뒤·옆으로 굽히기, 몸을 흔들거나 비틀기, 체조 등이 효과적이다.

4) 순발력

순발력이란 근력을 단시간에 최고로 발휘하는 능력이다. 순발력은 근력, 근지구력과 함께 운동수행에 관여하는 중요한 근기능이다.

노인들의 순발력을 높이기 위해서는 지그재그 걷기, 들어올리기, 장애물 넘기, 줄넘기, 몸 평형잡기, 공 던지기, 게이트 볼 등이 효과적이다.

5) 민첩성

민첩성이란 신체의 일부 또는 전체를 신속하게 움직이든가 방향을 바꾸는 능력을 말한다. 노인기는 민첩성이 떨어지는 시기로 자신의 몸을 신속하고 능률적으로 통제할 수 있는 능력을 갖게 된다.

노인들의 민첩성을 높이기 위해서는 작은 출입구 빠져나가기, 발을 재빨리 차올리기, 제기차기, 신속히 눕고 일어서기, 지그재그 걷기, 게이트 볼 등이 효과적이다.

6) 평형성

평형성이란 신체의 균형을 유지하는 능력을 말한다. 평형감각을 발달시킴으로써 바르고 좋은 자세를 유지시킬 수 있으며 안정된 동작으로 운동에 참여할 수 있게 된다.

노인들의 평형성을 높이기 위해서는 평균대 걷기, 긴 줄 걷기, 한 발로 서기, 징검다리 걷기 등이 효과적이다.

치매예방을 위한 유산소운동

치매를 예방하고 지연하는데 가장 좋은 운동은 과격한 운동보다는 유산소 운동이 효과적이다. 유산소 운동이란 운동을 하면서 숨이 차지 않으며 큰 힘을 들이지 않고도 할 수 있는 운동을 말한다.

반면에 무산소 운동은 강도가 높아 장시간 할 수 없기 때문에 노인들이 하기에는 별 도움이 되지 않는다. 특히 치매에 걸린 노인에게 격한 무산소 운동을 시키게 되면 운동이 힘들기 때문에 싫어하게 되고 오히려 치매 예방에 역효과를 낼 수 있다.

유산소 운동은 몸 안에 최대한 많은 양의 산소를 공급시킴으로써 심장과 폐의 기능을 향상시키고, 특히 혈관조직을 강하게 만드는 혈관성 치매 예방에 효과가 있다. 또한 유산소 운동은 운동 중에 필요한 에너지를 유산소적인 대사 과정을 통해서 생성하여 오랜 시간 운동을 지속할 수 있기 때문에 치매 예방에 효과적이다

유산소 운동을 장기 동안 규칙적으로 실시하면 운동 부족과 관련이 높은 고혈압, 동맥경화, 고지혈증, 허혈성 심장질환, 당뇨병 등의 성인병을 적절히 예방할 수 있을 뿐만 아니라, 치매 예방과 노화 현상을 지연시킬 수 있다.

노인들에게 맞는 유산소 운동에는 걷기, 빨리 걷기, 가볍게 달리기, 에어로빅, 게이트볼, 에어로빅 등이 여기에 속한다.

1) 걷기

걷기 운동은 가장 강도가 낮으면서 대표적인 손쉬운 운동이다. 그리고 언제나 어디서나 혼자서 할 수 있는 경제적인 운동이다. 만보기를 이용해 걷기 운동을 하면 효율적인 체력관리에 도움이 된다.

걷기는 처음에는 천천히 시작하여 어느 정도 익숙해지면 속도를 빨리하여 걸어서 땀이 날 정도로 걷는 것이 좋다.

걷기로 치매를 을 예방하기 위해서는 하루 1시간 정도는 걸어야 하며, 운동량을 걸음수로 환산하면 약 5천 걸음에 해당한다.

2) 수영과 수중운동

수영과 수중운동은 걷기보다 열량을 많이 소비하는 운동이지만 부력효과로 지상에서의 운동에 비해 체중 부하로 오는 관절의 부담을 적게 받는다.

근육과 심장에 좋으며, 폐 기능을 증진시킨다. 수영으로 하루 100kcal를 소모시키려면 15분을 수영해야 한다.

3) 에어로빅

에어로빅은 기초체력 단련을 위한 동작에 춤과 음악을 곁들여 흥미가 있다. 에어로빅은 심장이 강화되고 체중 감량, 근육 강화 등의 효과가 있고, 특히 복부, 엉덩이, 대퇴부위의 군살을 빼고 탄력 있고 윤기 있는 근육으로 만드는데 적합한 운동이다. 노인들에게는 노인의 체력에 맞게 음악에 맞추어 가벼운 에어로빅을 해야 한다.

치매예방을 위한 스트레칭

스트레칭은 관절의 가동범위를 향상시키는데 도움이 된다. 스트레칭은 통증이 생길 정도로 심해서는 안 된다. 적어도 주당 3회 실시하고 유산소 운동 전후의 준비운동과 정리운동에 포함시키면 효과적이다.

스트레칭으로 하루 100kcal를 소모시키려면 30분을 해야 한다. 주 3회 실시하고 통증이 생길 정도로 과하게 해서는 안 된다. 걷기나 계단 오르기로 생길 수 있는 근골격계 상해는 다리 근육과 대퇴부위를 스트레칭을 함으로써 방지할 수 있으며 근신경계 긴장을 완화시키기 위해 정적인 스트레칭 운동을 하는 것이 많은 도움을 준다.

1) 누워서 하는 스트레칭

❶ 누운 상태에서 다리를 대(大)자로 편다. 양팔은 깍지 낀 채 위로 올리고 쭉 펴며 힘을 주어 10초간 유지한다.

❷ 누운 상태에서 양팔을 수평으로 벌린다. 오른쪽 다리를 90도 각도로 유지한 후 왼쪽으로 몸을 틀어준다. 얼굴은 오른쪽을 바라보고 10초간 유지한다. 반대쪽 다리도 같은 방법으로 시행한 후 10초간 유지한다.

❸ 엎드린 자세에서 상체를 위로 들어 올린다. 얼굴은 위를 향하고 약 10초간 유지한다.

2) 앉아서 하는 스트레칭

❶ 양반다리로 앉은 후 허리를 세우고 상체와 얼굴이 일직선이 되게 하여 오른쪽으로 돌린다. 약 10초간 유지한 후 같은 방법으로 왼쪽으로 돌리며 10초간 유지한다.

❷ 양다리를 앞으로 쭉 펴고 천천히 상체를 앞으로 숙여 양손을 발끝으로

가져간다. 약 10초간 유지한 후 다시 천천히 올라온다.

❸ 양다리를 최대한 벌리고 발가락 끝에 힘을 준다. 양팔을 나란히 펴고 왼쪽 팔을 머리 위로 오른쪽 팔은 왼쪽 옆구리를 향한다. 약 10초간 유지한 후 같은 방법으로 오른쪽 팔을 머리 위로 왼쪽 팔은 오른쪽 옆구리로 향하고 10초간 유지한다.

3) 서서하는 스트레칭

❶ 다리는 어깨 넓이로 벌리고 양쪽 팔을 위로 올린 후 두 팔을 깍지 낀 상태로 힘을 준다. 두 손을 깍지 낀 채 오른쪽으로 향하고 약 10초간 유지한 후 다시 왼쪽으로 향해 10초간 유지한다.

❷ 양쪽 다리를 어깨보다 넓게 벌리고 무릎을 구부린다. 양손을 양쪽 무릎 위에 올려놓고 앉은 자세를 취한다. 오른쪽 무릎 안쪽을 바깥으로 밀면서 오른쪽 어깨 쪽으로 고개를 돌리고 10초간 유지한다. 같은 방법으로 왼쪽 무릎 안쪽을 바깥으로 밀면서 왼쪽 어깨 쪽으로 고개를 돌리고 10초간 유지한다.

❸ 다리를 어깨 넓이로 벌리고 양 팔을 등 뒤로 가져가 깍지를 낀다. 시선을 위로 향한 채 가슴을 펴고 양팔을 뒤로 깍지 낀 채 들어 올린다. 약 10초간 유지한다.

치매예방을 위한 박수요법

손은 다양한 신체기관과 연결되어 있기 때문에 박수를 치는 동작으로 해당 신체기관을 자극해서 건강에 도움이 된다. 박수는 손을 어느 부위에 부딪히느냐에 따라서 그 명칭과 효과가 달라진다. 박수는 다음과 같이 쳐야 한다.

- 박수는 손의 기맥과 경혈을 부분적으로 자극해서 손과 연결된 내장 및 각 기관을 자극함으로써 갖가지 질병을 예방하고 치료하는데 효과가 있다.
- 하나의 동작을 10초에 60회 빠른 속도로 쳐야 효과가 있다.
- 치다가 아픈 부위가 있는 경우는 30초~1분 정도 연속해서 쳐야 효과가 있다.
- 손에는 전신에 연결된 14개의 기맥과 340여 개의 경혈이 있어 박수만 잘 쳐도 각종 질병의 예방과 치료에 도움을 줄 수 있다.
- 박수가 머리부터 발까지 운동 효과가 있으므로, 전신운동을 하는 것과 비슷한 효과가 있고, 전신 혈액순환에 탁월한 효과가 있을 뿐 아니라 신진대사까지 촉진시키고, 스트레스 해소, 두통, 견비통, 기관지, 방광, 신장, 내장 등을 자극하며 치매 예방, 두뇌활성화, 체중감량, 집중력 향상에도 도움이 된다.

1) 손바닥 박수

우리가 일반적으로 박수를 칠 때 하는 가장 기본적인 박수로서 이 효과를 극대화시키기 위해서 손가락을 쫙 펴서 뒤로 젖힌 후 양쪽 손만 마주치게 하는 박수다.

인체의 내장기관이 손바닥에 집중되어있기 때문에 이 손바닥 박수를 치면 내장을 강화하는데 도움이 되며 당뇨합병증을 예방하는 효과가 있다.

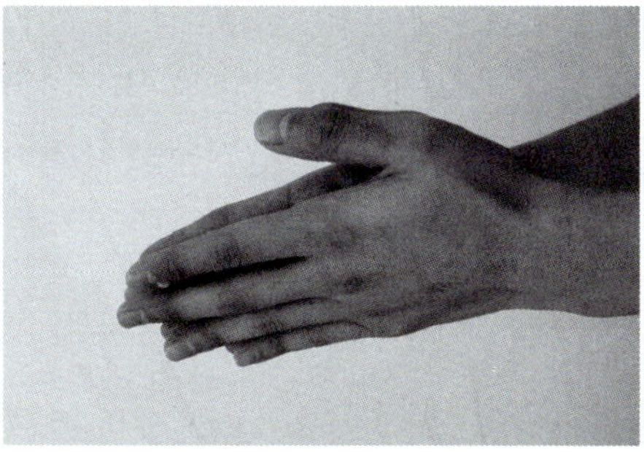
손바닥 박수

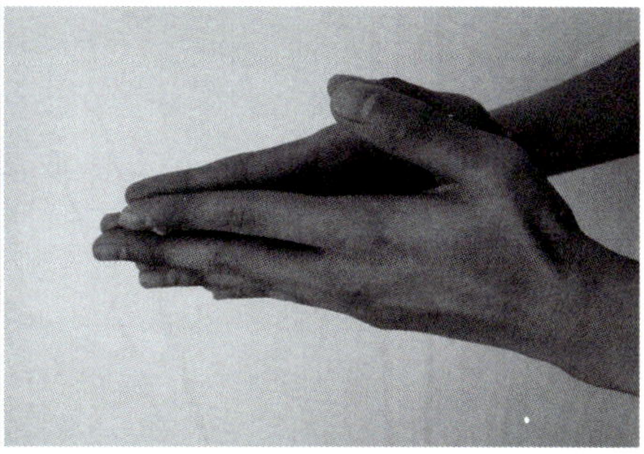
손가락 박수

2) 손가락 박수

이름에서도 짐작할 수 있는 이 박수는 열손가락을 부딪치며 치는 박수다. 모든 손가락을 다 마주치기가 힘들지만, 비염으로 고생하고 있는 노인에게 좋다.

3) 달걀(손가락 끝) 박수

소리가 조금 덜 나게 할 때 손가락 끝과 손목 쪽이 닿는 이 달걀 박수를 치면 좋다. 달걀 박수는 손을 구부려서 손바닥이 닿지 않게 치는 박수로 중풍이나 치매예방에 좋다.

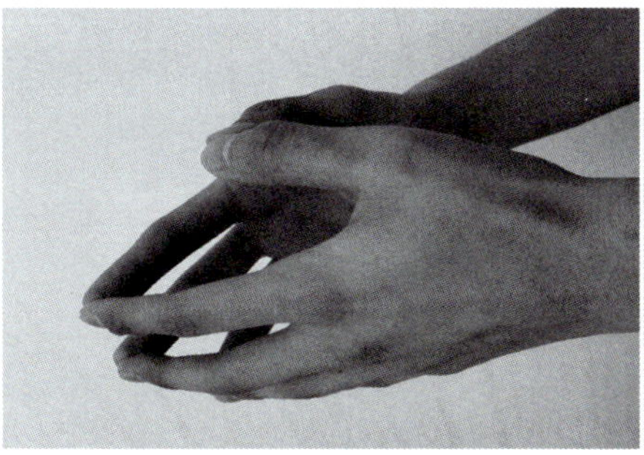
달걀 박수

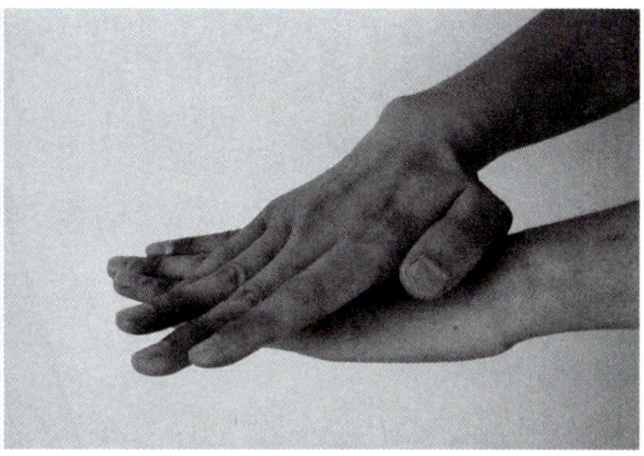
손등 박수

4) 손등 박수

손등박수는 한 쪽 손으로 다른 한쪽 손등을 치는 박수다. 양손을 번갈아가면서 손등을 쳐주면 되는데 요통에 효과적이기 때문에 척추와 허리가 좋지 않은 노인들에게 좋다.

5) 주먹 박수

주먹 박수는 주먹을 쥔 상태로 박수를 치는 방법으로 하면 된다. 이유 없이 두통을 느끼는 사람이나 어깨에 통증을 느낀다면 이 주먹 박수가 효과적이다.

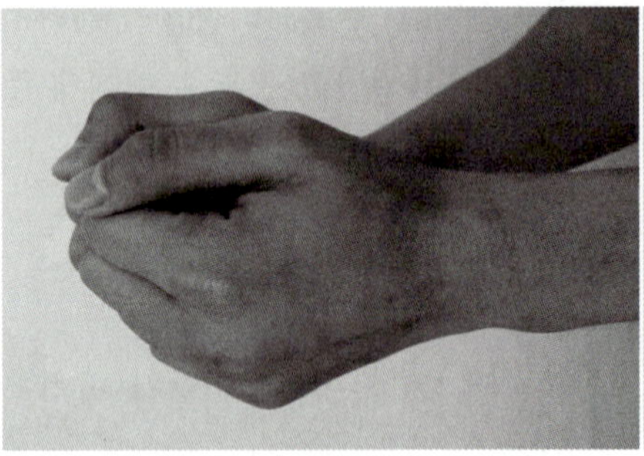

주먹 박수

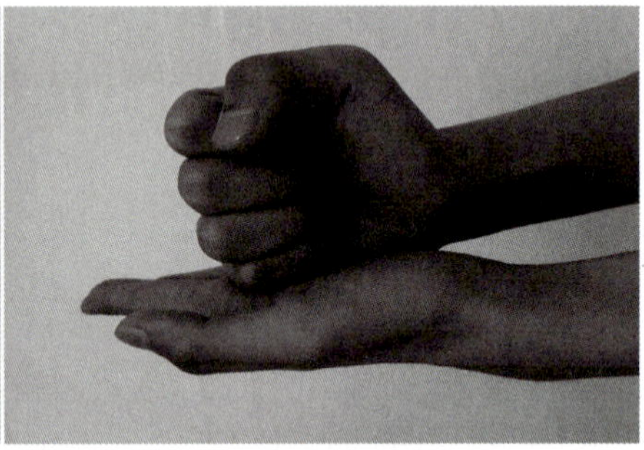

먹보 박수

6) 먹보 박수

먹보 박수는 주먹을 쥔 손으로 다른 쪽 손바닥을 치는 박수다. 먹보 박수는 역시 양 손을 번갈아가면서 쳐야 효과가 좋다. 먹보 박수는 혈액순환이 잘 되게 해주면서 폐 기능을 강화해주는 효과가 있다.

7) 목 뒤 박수

손을 목 뒤로 해서 박수를 쳐주면 되는데 최대한 힘차게 박수를 치는 것이 좋다. 어깨 피로를 풀어주기도 하고 예방하기도 한다.

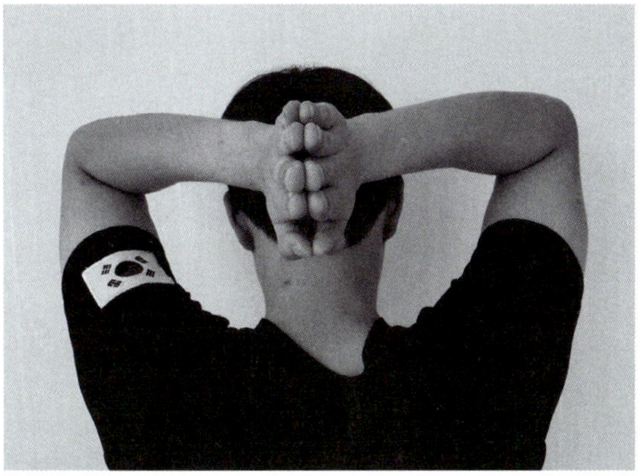

목 뒤 박수

8) 원 박수

바로 선 자세에서 손을 최대한 벌려 머리 위로 모은 뒤 박수를 친 후 반동을 주어, 아래로 손을 내려 밑에서 박수를 친다.

원 박수를 치면 집중력이 생기고, 유연성이 증가하며, 당뇨 합병증을 예방하는 효과가 있다.

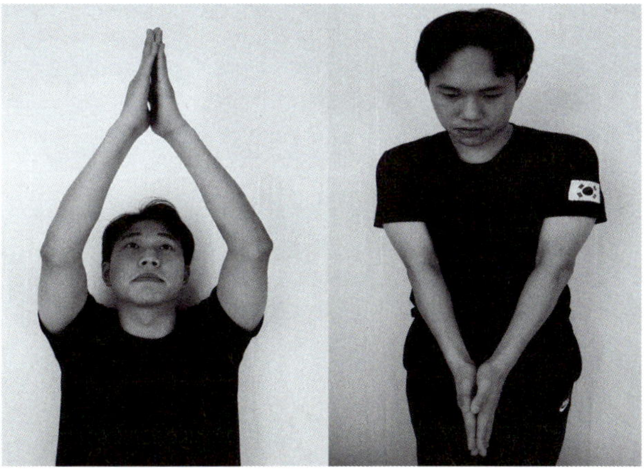

원 박수

9) 앞뒤 박수

바로 선 자세에서 양팔을 최대한 편 채로 몸통 앞, 뒤로 박수를 친다. 앞뒤 박수치기는 걸으면서도 동작을 실시할 수 있다.

앞뒤 박수를 치면 집중력이 생기고, 유연성이 증가하며, 당뇨 합병증을 예방하는 효과가 있다.

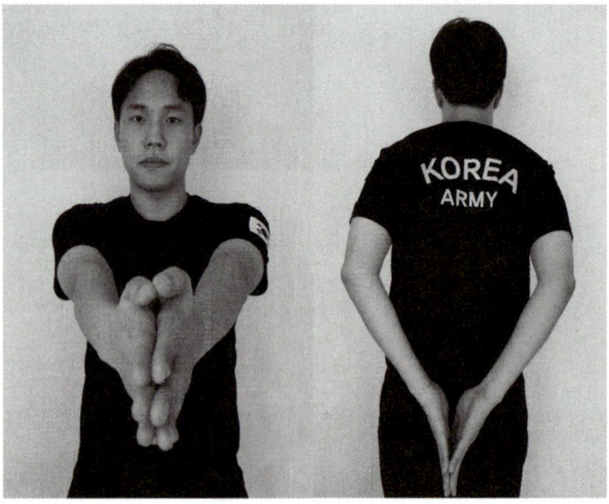

앞뒤 박수치기

제9장

치매환자의 간병

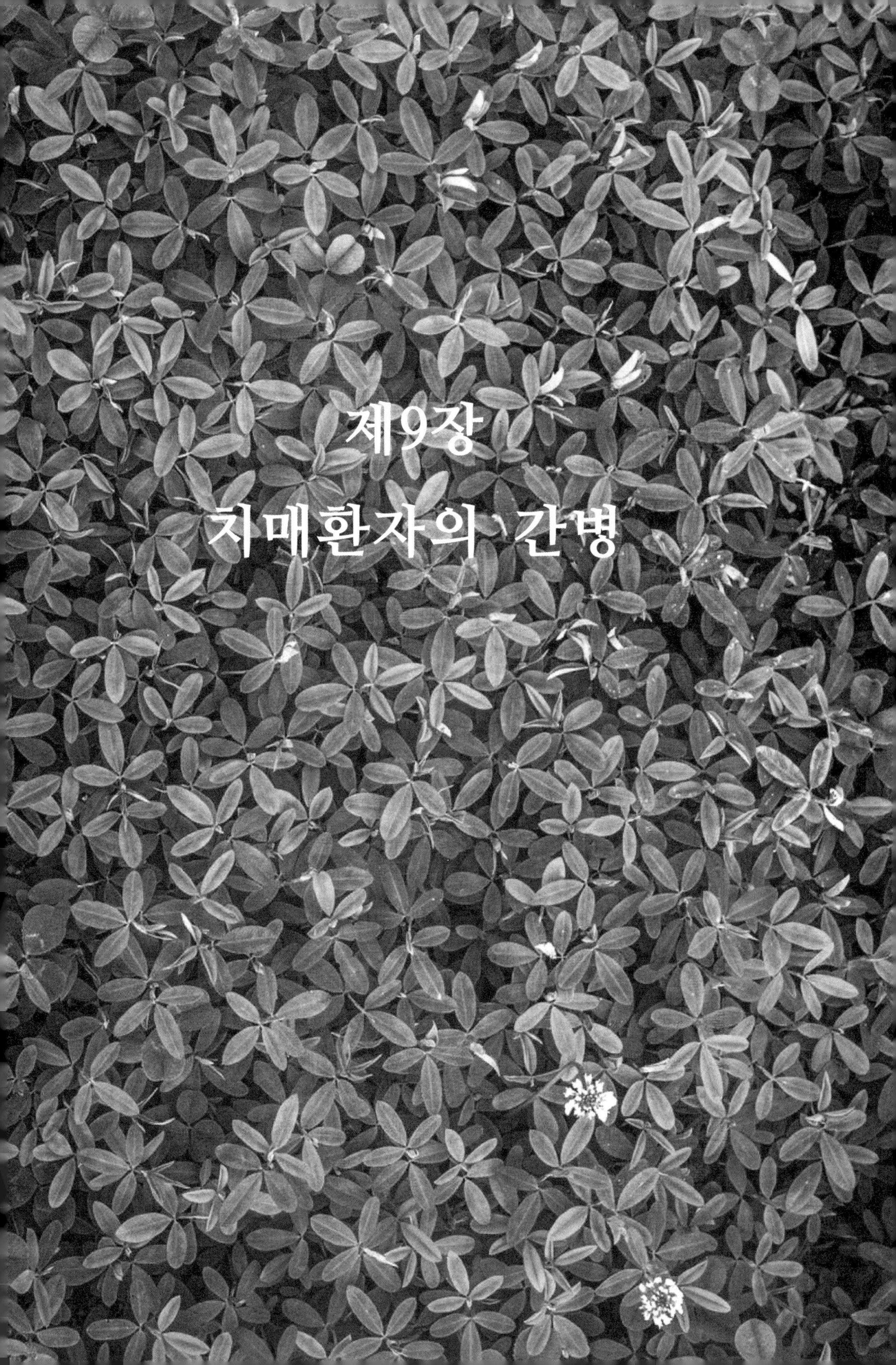

치매 간병을 위한 마음 가짐

치매 간병은 매우 오래 해야 하는 일이며, 힘들고 괴로운 일이다. 따라서 치매간병에 지치지 않으려면 마음 가짐을 새롭게 해야 한다. 치매 간병을 지치지 않고 오래하기 위해서는 다음과 같은 마음 가짐을 가지고 시작하는 좋다.

❶ 간병을 너무 잘해야 한다는 부담감을 갖지 말고 최선을 다한다는 마음으로 간병한다.
❷ 간병에 대한 일상을 계획하고, 계획에 따라 간병한다.
❸ 보호자가 충분히 휴식해야 에너지를 재충전해서 간병을 할 수 있다. 따라서 충분한 휴식을 하면서 간병하도록 하다.
❹ 모든 것을 긍정적으로 생각하면서 간병한다.
❺ 치매환자를 위한 간병은 당연한 것이고, 누구나 해야 하는 일이라고 생각한다.
❻ 환자의 반응이나 요구에 대해서 스트레스를 받지 말고 이해하려고 노력한다.
❼ 직접 간병하는 것이 힘들면 다른 사람이나 치매 복지서비스의 도움을 요청한다.

치매 환자 간병 시 주의할 점

치매환자를 둔 가족은 심한 충격에 빠지게 된다. 그렇기에 자신의 부모나, 가족이 치매에 걸렸다는 것을 믿고 싶지 않을 것이다. 그래서 잘못된 대응을 하게 되어 치매를 가속화하기도 하고, 오히려 환자에게 해가 되기도 한다. 따라서 치매환자를 대할 때는 당황하지 말고 대응을 잘해야 한다.

1) 자연스럽게 대처한다.

치매로 판정받았다고 해서 갑자기 노인을 대하는 태도를 갑자기 바꾸면 치매환자도 충격에 빠지거나 당황하게 된다. 따라서 평상시처럼 자연스럽게 치매의 특징을 이해하고, 노인의 성격, 생활, 습관 등을 주의 깊게 관찰하면서 대처해야 한다.

2) 자존심을 건드리지 않도록 한다.

치매환자의 자존심을 건드리면 치매환자는 우울증이 심해지며, 행동적으로는 방문을 걸어 잠그기도 하고, 자신을 돌보고 있는 사람에 대해서 피해를 주거나 폭력을 쓰기도 한다.

3) 화를 내지 않는다.

치매환자가 실수를 했을 때 화를 내거나, 주의를 주거나, 비웃으면 심하게 상처를 입게 된다. 상처를 받을수록 내성적이 되고, 말을 줄이게 된다.

4) 설득하도록 한다.

치매환자가 특이한 행동을 하거나, 무리한 요구를 할 때 무조건 안된다고 하거나 못하게 하지 말고 대화를 통해서 설득해서 스스로 하지 않도록 해야 한다.

5) 정서적으로 지지해준다.

가족이 환자와 질병에 대한 느낌을 표현하도록 하고, 올바르게 한 일에 대해서 칭찬을 해주어 정서적으로 지지를 해준다. 환자가 수치스러운 이상행동을 했을 때도 무조건 나무라지 말고 환자 입장에서 이해해주어야 한다.

6) 도움을 청할 수 있는 곳을 미리 알아 둔다.

갑자기 어려운 일이 생겼을 때 도움을 청할 수 있는 가까운 가족, 친척, 이웃, 친구 등 연락처를 알아둔다.

7) 정보를 공유하고 어려움을 나눈다.

소그룹 활동(가족모임)을 통해서, 치매에 대한 정보를 공유하고 어려움을 나눈다.

8) 치매 관련 복지제도나 시설을 활용한다.

치매환자를 위한 복지제도에 대해서 정보를 수집하고, 복지관이나 시설 등을 활용한다.

9) 잘못된 정보에 현혹되지 않는다.

주위의 치매에 대한 비전문가의 말에 현혹되어서는 안 된다. 중요한 사안이거나 어려운 문제가 생기면 꼭 담당 의사나 간호사와 상의하여야 한다.

치매 환자 일상 관리

치매환자를 간병하거나 치매를 지연하기 위해서는 다음과 같이 일상 관리를 해주어야 한다.

1) 과거를 회상하도록 한다.

과거를 회상하게 되면 자신을 되찾을 수 있고 생동감을 가지게 된다. 그리고 불안이나 어쩔 줄 모르는 기분이 가라앉게 된다.

2) 1일 일과표를 작성하여 계획대로 생활하게 한다.

치매상태가 되면 우선 일상생활을 영위해 나가는데 자립성을 잃게 되어 규칙적인 생활을 할 수 없게 된다. 따라서 환자의 습관에 맞도록 1일 일과표를 만들고 그것에 맞춰 생활할 수 있도록 도와준다.

3) 냉난방 · 온도 · 습도 · 환기를 적절하게 한다.

나이가 들게 되면 체온 조절능력이 감퇴되어 가기 때문에 실내의 온도를 적절히 조절해 주는 것이 중요하다.

4) 탈수를 주의한다.

치매환자는 물을 마시고 싶어도 요구할 줄 모르기 때문에 탈수상태가 될 수 있다. 따라서 하루에 3번 식사 때 국과 물을 충분히 마시도록 한다.

5) 인지훈련을 한다.

치매를 지연시키기 위해서는 뇌를 사용하는 인지훈련을 통해서 기억력, 판단력, 사고력을 지연시킬 수 있다.

6) 남아 있는 능력을 활용하도록 한다.

남아있는 능력을 활용하게 하면 치매를 지연하는데 도움이 된다. 여성이라면 빨래를 개는 일이나 감자를 깎는 일, 식기를 씻는 일, 간단한 바느질 등은 할 수 있다. 남자는 청소, 풀 뽑기, 가벼운 짐 운반하기 등을 할 수 있다.

치매환자와의 대화 방법

치매환자는 증상이 심해질수록 정서적인 변화와 언어 기능에 장애가 생긴다. 따라서 치매환자와 대화할 때는 다음을 고려해야 한다.

1) 항상 상대를 배려하는 대화를 한다.

간병인의 입장에서 말하지 말고, 상대방의 입장에서 대화하려고 노력한다.

2) 환자의 속도에 맞춘다.

대화의 속도는 환자의 상태에 맞게 짧은 단어로 천천히 말한다. 환자의 대답을 기대할 때에는 충분한 시간을 가지고 기다린다.

3) 말을 많이 들어 준다.

치매환자의 말에는 필요 없는 것이 많고, 이해하기 어려운 경우가 많지만 귀찮아하지 말고 들어드리는 노력이 필요하다.

4) 시력 및 청력저하 환자에게는 오감을 이용한다.

청력이 저하된 노인에게 가까이서 정확한 발음으로 낮은 톤으로 천천히 몸짓과 표정으로 대화한다. 시력이 저하된 노인에게 주로 촉각과 청각을 이용하여 대화한다.

5) 부정적인 말을 사용하지 않는다.

"안되요", "하지 마세요"와 같은 부정적인 말은 환자의 자존감을 낮추기 때문에 사용하지 않고, 환자 입장에서 해서는 안되는 이유를 설명해 준다.

6) 과도한 질문을 하지 않는다.

환자가 답하기 싫은데도 계속 질문을 하게 되면 대화를 중단하게 되거나 답변을 하지 않게 된다.

치매간병을 위한 환경 정리

치매가 심해질수록 판단력과 신체기능이 현저하게 떨어지기 때문에 주변 환경에 의해서 쉽게 다칠 수 있다. 따라서 치매환자를 보호하기 위해서는 다음과 같은 환경관리를 해주어야 한다.

❶ 쓰레기통 속에서 물건을 감추기도 하고 소변을 보기도 하므로 쓰레기통 뚜껑은 덮어둔다.
❷ 가구이동이나 이사 같은 환경변화는 환자를 불안하게 하기 때문에 환경변화를 줄여야 한다.
❸ 층계에는 잡기 쉬운 손잡이나 난간을 만들도록 한다.
❹ 층계 끝이 잘 보이도록 색 테이프를 붙인다.
❺ 밤 동안에 희미한 불을 켜두거나 야간등을 사용한다.
❻ 애완동물은 키우지 않는 것이 좋다.
❼ 치매환자의 주 활동지는 가족들이 잘 관찰할 수 있는 범위 내에 위치하도록 하는 것이 이상적이다.
❽ 라디오, TV, 기구, 그리고 온도조절장치의 조작법을 간단하게 써 붙여 사용한다.
❾ 자극적인 TV화면은 환자에게 공포감이나 환상을 만들어내기 때문에 주의해야 한다.
❿ 긴급연락처(치매상담자, 병원, 치매센터, 소방서, 경찰서 등)를 알아둔다.

치매간병을 위한 위험 관리

건강한 사람은 환경에서 오는 위험을 판단하고 적절한 예방을 할 수 있으나, 치매노인은 판단력과 기억력이 점차 저하되어 환경에 대한 자기 보호능력이 떨어져 있다. 따라서 간병인은 치매노인의 능력에 따라 주변의 위험요인들은 제거해야 한다.

❶ 칼이나 날카로운 것들이 있으면 자해를 하거나 간병하는 사람에게 위해를 줄 수 있기 때문에 손에 닿지 않는 곳에 보관한다.
❷ 전선, 열쇠, 다리미, 망치, 성냥, 세제, 비닐봉지(질식) 등은 모두 노인에게는 위험한 물건이기 때문에 손에 닿지 않는 곳에 보관한다.
❸ 약은 노인의 손이 닿지 않는 곳에 두고 잠그는 것이 좋다.
❹ 계단의 낙상을 예방하도록 해야 하며, 2층보다 1층이 적합하다.
❺ 화장실 변기와 목욕통 주변에는 넘어지지 않도록 손잡이를 설치하는 것이 좋다.
❻ 음식물을 잘 보관하여 환자가 마음대로 음식을 먹지 않도록 한다.
❼ 부엌의 가스관은 꼭 안전하게 잠근다. 연기 탐지기를 설치하여야 한다.
❽ 기본적인 응급처치 방법을 알아 두고, 응급처치에 필요한 약품을 미리 준비해둔다.
❾ 환자가 이동하는 길에는 넘어질 수 있는 장애물을 제거한다.
❿ 배회행동이 심한 노인에게는 바깥으로 나가지 못하게 해야 하며, 만일의 경우를 대비하여 노인의 이름과 연락처가 적힌 명찰을 옷에 붙이거나 연락처를 적은 팔찌를 착용하도록 해야 한다.

치매환자의 배회문제

배회는 아무계획도 목적지도 없이 돌아다니는 것을 말한다. 치매환자의 배회는 기억력 상실이나, 시간과 방향감각의 저하로 인해 혼돈하거나 불안하여 집밖으로 나가려 하고, 배가 고프거나 화장실을 찾지 못할 때 집밖으로 돌아다니려고 한다.

배회의 문제는 길을 잃을 수 있고 낙상이나 신체적 손상이 있을 수 있으므로 주의깊은 관찰과 돌봄이 필요하다. 배회에 대한 대비방법을 보면 다음과 같다.

❶ 배회를 하는 환자를 위해서 안전하게 배회할 수 있는 공간을 만들어 준다. 예를 들어 바닥에 미끄러질 수 있는 물건을 제거하고, 문지방이나 전기코드를 제거하고 ,신체적 손상을 방지하기 위해 집안에 있는 가구 모서리에 스폰지 등을 붙인다.

❷ 자기 전에 정기적으로 함께 산책을 하거나, 단순한 일거리를 만들어 주어 피곤하게 만들어 야간에 배회하는 증상을 줄이도록 한다.

❸ 주소와 전화번호 적힌 이름표, 팔찌, 목걸이를 걸어준다.

❹ 배회를 사전에 예방하기 위해 현관이나 출입문에 벨을 달아 놓아 출입하는 것을 관찰한다.

❺ 배회로 인한 가출 시는 가출인 신고센터 182번이나 관할 파출소에 신고한다.

❻ 밤에도 불을 켜 놓아 집안을 어둡게 하지 않도록 한다.

❼ 고향이나 가족에 대한 대화를 나눔으로써 정서적인 불안감을 줄여 배회하지 않도록 한다.

치매환자의 폭력 대응 방법

치매환자의 폭력적인 행동은 신체적으로 때리고, 밀고, 물건을 던지거나 꼬집고 발로 차는 행동이 있을 수 있으며, 언어적으로는 욕하기, 소리 지르기, 같은 말을 반복하기가 있다. 폭력적인 행동을 줄이려면 다음과 같이 해야 한다.

❶ 폭력을 행사하면 우선 상황을 피해 안전을 확보해야 한다.

치매환자가 폭력을 행사하면 우선 안전하게 상황을 피하도록 한다. 그리고 환자를 잠시 다른 곳으로 데리고 가서 흥분을 가라앉히도록 한다.

❷ 갑자기 치매환자의 몸에 손을 대지 않는다.

말보다 앞서 몸에 손을 대거나, 보이지 않는 장소에서 갑자기 소리를 지르는 등 상대방이 놀라 폭력적 행동으로 이어질 수 있기 때문에 몸에 갑자기 손을 대기보다는 말로 해결하도록 해야 한다.

❸ 몸을 갑자기 움직이지 않는다.

몸을 갑자기 움직이면서 치매환자에게 간병을 하면 노인이 매우 두려워한다. 노인이 보는 앞에서 간병자의 몸을 천천히 움직이며 말을 하면서 도와드린다.

❹ 화나게 하지 않는다.

치매환자를 화나게 하거나 반박하게 하는 일은 폭력을 가져오게 할 수 있다. 따라서 치매환자를 귀찮게 하거나 화나게 해서는 안된다.

❺ 귀찮게 하지 않는다.

치매환자가 싫어하는데도 계속 질문하거나, 싫어하는 행동을 계속하면 폭력을 행사하기도 하기 때문에 귀찮게 하지 않는다.

❻ 무기가 될 만한 것들을 제거한다.

환자에게 폭력적인 성향이 있는 경우 근처에 위해가 되는 물건들을 놓지 말아야 하며, 무기가 될 만한 것들을 손에 닿지 않도록 한다.

❼ 폭력의 원인이 무엇인지 파악하고 원인을 제거한다.

치매환자들은 자신이 무시당한다고 여기거나 자신이 하는 일을 방해받았다고 생각할 때, 폭력적이 된다. 폭력적인 행동을 할 때 무엇 때문에 화가 났는지 파악하여, 원인을 제거해주어 다음부터는 폭력이 발생하지 않도록 한다.

❽ 설득해야 한다.

아무 이유 없이 공격적이거나 난폭한 행동이 나타나면 상황에 대한 잘못된 이해와 판단 때문이므로 그렇게 해서는 안 되는 이유를 설명해 준다.

치매환자의 배변 관리

요실금과 변실금은 불결행위가 되므로 간병하기가 무척 힘들게 된다. 주된 원인은 뇌의 기질적 장애나 요도나 항문괄약근이 이완되기 때문이다. 그리고 화장실이 어디 있는지 장소를 모를 경우, 배설 방법을 잊어버렸을 경우, 행동이 느려지는 경우, 방광이나 요도의 병, 신체질병, 약의 부작용, 그밖에 급격한 환경변화에서 생기게 된다. 실금을 시작하게 되면 우선 의사와 상담해 보도록 한다. 원인에 따라서는 치료에 의해 개선되는 경우도 있다.

요실금과 변실금에 대비하는 방법은 다음과 같다.

- 수분과 섭취하는 음식물의 질과 양을 조절하여 요실금、변실금을 줄여야 한다.
- 취침 전 2시간 전을 제외하고 낮 동안에는 충분한 수분을 섭취하게 하는 것이 요실금、변실금을 줄일 수 있으며, 방광의 건강유지에 유익하다.
- 식사나 간식을 먹고 나면 30분 후에는 반드시 화장실로 모시고 가서 배뇨와 배변을 하는 습관을 길러준다.
- 요실금、변실금 증상의 통제가 어려운 경우에는 기저귀를 사용한다.
- 요실금、변실금 증상이 심한 경우에는 비뇨기적 검사나 부인과 검진을 받도록 한다.
- 환자가 대소변 실수를 한 것에 대해 나무라지 않도록 한다.
- 요실금、변실금을 했을 때는 놀라거나 당황하지 말고 더러워진 옷을 바꾸어 입혀 준다.
- 식사 전, 외출 전에는 화장실에 가서 대소변을 볼 수 있도록 돕는다.
- 낮에는 될 수 있는 대로 기저귀를 사용하지 않는다.
- 뒤처리를 스스로 할 수 없을 때에는 뒤에서 닦아주도록 한다.
- 갑작스러운 배변을 쉽게 할 수 있도록 편안한 옷으로 바꿔 입힌다.

- 공공장소라는 사실도 잊어버린 채 옷을 벗으려고 할 때는 화장실에 가고 싶은 욕구의 표현일수도 있기 때문에 화장실에 데려간다.
- 화장실 문을 열어 놓아 용변을 편히 볼 수 있도록 도와준다.
- 뒤처리를 하고 난 후에는 아무 일도 없었던 것같이 행동한다.
- 설사를 하는 원인은 장벽의 병, 변비로 인한 완화제 사용, 날 것을 먹거나, 상한 음식을 먹을 때 발생한다. 그러므로 환경에 세심한 주의를 배려해야 한다.
- 설사가 자주 일어날 때에는 섬유류가 적은 음식을 주도록 한다.
- 누워있는 사람에게는 손에다 양말이나 장갑 등을 쥐어주고 신경이 손에 쓰이도록 한 후 몸을 옆으로 누이고 갈아주도록 한다.
- 변실금이 걱정이 될 때에는 실금해도 걸어 다니면서 변이 떨어지지 않도록 바지 끝에 고무끈을 넣어준다.
- 배설의 리듬을 알아보기 쉽게 하기 위하여 달력에 배설 기록을 하면 간호할 때 도움이 된다.
- 치매환자는 기저귀를 해야 하는 이유를 알지 못하고, 밑이 지저분해서 기분이 나빠지면 빼내 버리기도 한다. 기저귀를 사용하는 것은 노인의 자존심을 상하게 함은 물론이고 피부염이나 욕창, 요도감염 등이 생기게 된다.

치매환자의 개인 위생

치매환자가 비교적 초기에 보이는 변화중의 하나가 위생관념의 변화인데, 이것은 대체로 장기간에 걸쳐서 형성되는 것이기는 하지만 그러한 행동을 실행하는 것은 단기기억을 이용해야만 한다.

❶ 환자의 이를 닦아주거나 양치질을 스스로 하도록 유도하여 치주염을 막거나 충치를 예방해야 한다.

❷ 의치는 적어도 하루 한 번씩은 부드러운 솔로 문질러 붙어있는 불순물을 제거한다. 의치를 뺀 다음에는 입안을 잘 헹구어내 청결하게 한다.

❸ 손발톱은 주기적으로 짧게 깎아 준다. 손발톱이 길면 상처를 입기 쉽고 그 밑에 지저분한 때가 끼기 때문이다.

❹ 면도는 매일 할 필요는 없지만 턱수염 또는 콧수염에 음식물이나 콧물이 묻어 지저분해질 수 있으므로 짧게 관리하는 것이 좋다.

❺ 평소에 화장을 하던 여성 환자는 자존감을 높이도록 화장을 계속하도록 도와주는 것이 좋다.

❻ 몸을 자주 씻어서 냄새가 나지 않도록 한다.

❼ 옷은 2~3일 간격으로 갈아 입혀서 청결을 유지한다.

치매환자의 목욕

치매환자는 자신이 왜 목욕을 해야 하는지 그 이유를 이해하지 못한다. 특히 벌거벗고 있는 동안 자신에게 해가 가해질 것으로 오해할 수 있고, 욕조에 들어가 앉아 있는 것을 마치 벌을 서는 것으로 생각하고 거부하기도 한다. 치매환자를 목욕시키기 위해서는 다음과 같이 한다.

- 환자가 목욕하는 것을 주저할 때는 억지로 시키지 말고 연기하는 것이 좋다.
- 목욕탕에서 환자가 당할 수 있는 냉해, 화상 등의 여러 가지 안전사고의 가능성을 항상 염두에 두고 있어야 한다.
- 노인들은 나이가 들면서 피부의 탄력을 잃고 피부에 상처를 줄 수 있다. 따라서 목욕은 1주일에 2회 정도 하는 것이 좋으며, 10분 내외가 적당하다.
- 목욕을 시킬 때는 겨드랑이와 회음부 사이도 구석구석 잘 닦아주어야 한다.
- 노인들의 피부는 매우 악하기 때문에 약한 비누와 피부 연화제를 사용하여 피부의 건조를 방지해야 한다.
- 목욕 시 욕탕 바닥이 미끄러워 넘어질 위험이 있으므로 바닥에 고무매트를 깔아 두는 등 적절하게 대비하는 것이 좋다.
- 목욕 후에는 물기를 완전히 닦아내야 하며, 파우더를 뿌려주는 것도 좋다.
- 바닥은 문턱과의 차이를 없애고 미끄러지지 않도록 주의한다.
- 비누를 먹기도 하고 샴푸를 마시기도 하는 사람이 있기 때문에 손이 닿지 않도록 주의한다.
- 목욕은 치매노인이 원하는 방법으로 해주는 것이 좋다.
- 목욕을 시킬 때는 플라스틱 의자를 목욕탕 속에 놓고 앉히거나 변기 위에 노인을 앉힌 후에 샤워를 시키는 것이 편리하다.

치매환자의 반복 행동 대처 요령

치매노인은 거의 습관적으로 똑 같은 행동이나 질문을 반복적으로 하는 경우가 많다. 반족적인 행동을 하는 이유는 자신의 안전을 확인하고 싶은 경우가 있고, 자신이 원하는 답을 구하지 못했다고 생각할 때, 다른 사람의 관심을 끌기 위해서 나타날 수 있다. 반복적인 행동이나 말을 할 때 다음과 같이 대처해야 한다.

- 반복행동을 한다는 것은 환자가 원하는 것이 있다는 것이기에 바로 해결해주어 짜증이나 화를 내지 않도록 한다.
- 반복행동의 원인이 무엇인지를 알아서 해결해준다.
- 원인을 해결해주기 어려울 때는 대화로 어려운 이유를 설득한다.
- 반복적인 행동이 위험하지 않고 부적절하지 않은 경우 반복행동을 제한하지 않는다.
- 좋아하는 음식을 제공하거나, 과거에 있었던 즐거운 얘기, 고향 등에 대해 대화를 나누어 관심을 다른 것으로 돌린다.
- 단순하게 할 수 있는 일거리(콩 고르기, 나물 다듬기, 수건 접기, 빨래 접기 등)을 주어 다른 것으로 돌린다.
- 자신이 무엇을 할 수 있다는 심리적 안정과 자신감을 갖도록 도와준다.
- 걱정이 많은 경우 때로는 선의의 거짓말이 필요하다. 때로는 내용을 써주어서 읽어보고 안심할 수 있도록 돕는다.

제10장

치매 진단 검사

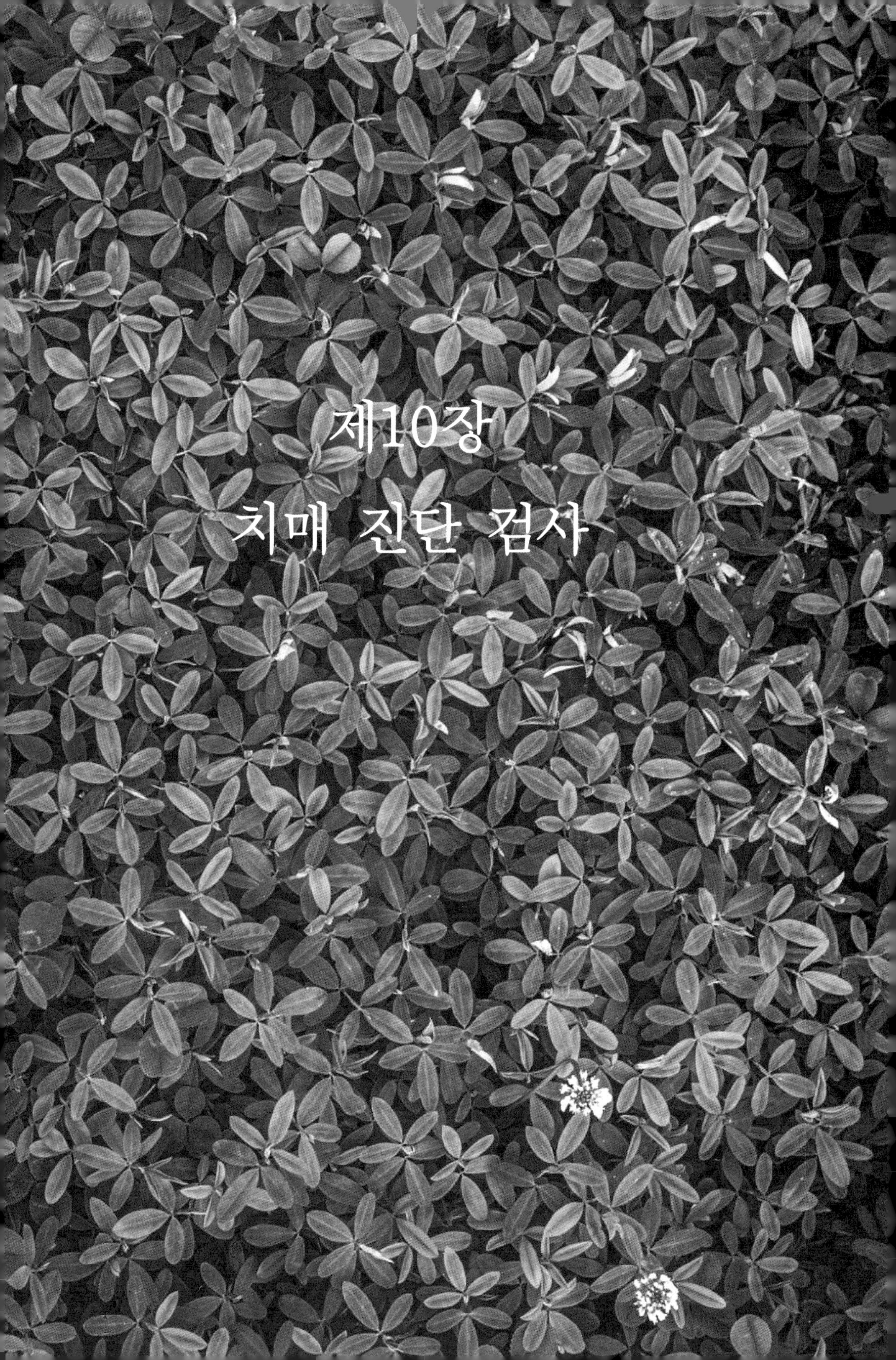

치매선별 검사

치매선별용 한국형 간이정신상태검사(SMMSE-DS; Short MMSE for Dementia Screening)는 국내에서 치매선별용 검사로서 가장 널리 이용되고 있는 검사도구로, 인지기능 저하가 의심되는 대상자를 선별할 때 사용한다.

치매선별용 한국형 간이정신상태검사는 원래 인지기능의 손상을 밝혀내고 측정하는 것을 목적으로 만든 간이정신상태검사(MMSE: Mini Mental State Examination)를 바탕으로 치매를 선별하기 위해 간단하게 만든 치매검사지다.

치매선별용 한국형 간이정신상태검사는 반드시 일대일로 해야 하며, 검사자가 피검자에게 직접 문제를 읽어 주면서 한 문제씩 평가하는 방식으로 진행해야 한다.

검사지는 총 30문항으로 구성되어 있으며, 각 문항에 대해 응답하면 1점, 응답하지 못하면 0점을 부여하여 총점은 30점이다.

1) 검사 시작 전 주의사항

검사를 효과적으로 하기 위해서는 먼저 검사를 시작하면서 '치매검사'라고 말하지 말고 "지금부터 000님의 기억력과 집중력을 알아보기 위해 몇 가지 질문을 드리겠습니다. 질문 중 몇 가지는 쉽지만 몇 가지는 어려울 수도 있습니다"라고 말해야 부정적인 생각을 갖기 않고 검사에 임할 수 있게 된다. 한 문항당 배점은 1점임을 알려주고, 피검자가 답변을 "모른다"라고 대답한 경우 틀렸다고 채점하지 말고 응답을 할 수 있도록 요구해야 한다.

검사를 하는 동안 검사자는 피검자가 스트레스 없이 검사를 마칠 수 있도록 격려하고, 잘 마치지 못할 경우 적절히 위로해주어야 한다. 또한 문제에 대한 답을 정확히 했을 때는 긍정적인 피드백을 해주어야 문제해결에 도움이 된다. 그리고 행동검사는 피검자의 반응은 반드시 그대로 기록해야 한다. 문제를 풀

때는 정답 여부를 알려줘서는 안 되며 채점된 점수는 피검자가 볼 수 없도록 해야 한다.

2) 검사 진행요령

- 문항 1. 올해는 몇 년도 입니까?

• 지남력의 때를 묻는 문항이다.

• 해당 연도만 정답으로 하며 '병신년'은 오답으로 한다. 만약 피검자가 '병신년' 이라고 한 것이 실제로 맞더라도 "숫자로 대답해보세요"라고 재질문하여 숫자로 연도를 대답하는 경우에만 정답으로 처리한다.

• 정확하게 4자리 숫자로 대답을 해야 정답으로 하며, 4자리 모두 답하지 못하는 경우에는 구체적으로 대답하도록 다시 질문한다. 만약 2018년을 '18년'이라고 대답하면 틀린 답이다.

- 문항 2. 지금은 무슨 계절입니까?

• 지남력의 때를 묻는 문항이다.

• 계절에 대한 기간을 정해주지 않으면 답하기가 어렵기 때문에 계절에 대한 기간을 알려준다.

• 3월 4월 5월을 봄, 6월 7월 8월을 여름, 9월 10월 11월을 가을, 12월 1월 2월을 겨울로 한다.

• ±2주의 간격 범위에서 앞으로 올 계절 또는 지나간 계절을 대답해도 정답으로 한다.

- 문항 3. 오늘은 며칠입니까?

• 지남력의 때를 묻는 문항이다.

• 피검자가 음력으로 답하는 경우에도 달력을 찾아서 실제와 맞으면 정답으로 한다.

• 질문을 했을 때 피검자가 스스로 '0월 0일'이라고 날짜까지 대답한 경우에 5번 질문을 하지 않고 정답으로 인정한다.

- 몇 월을 숫자 대신 '정월' 혹은 '동짓달'로 대답해도 정답으로 한다.
- '15일인가 16일인가?'처럼 두 가지 답으로 고민할 때, 그중 정답이 있는 경우에 는 반드시 "15일과 16일 둘 중에 어느 날인 것 같으세요?"라고 되물어 반드시 하나의 답을 선택하도록 한다.

- 문항 4. 오늘은 무슨 요일입니까?

- 지남력의 때를 묻는 문항이다.
- 요일에 대한 개념을 도와줄 때는 '월요일~일요일'을 모두 보기로 들어주고 특정 요일만 언급하지 않아야 한다.

- 문항 5. 지금은 몇 월입니까?

- 지남력의 때를 묻는 문항이다.
- 피검자가 음력을 사용하는 경우 실제와 맞으면 정답으로 한다.
- 숫자가 아니더라도 정월, 동짓달 등으로 대답하면 정답으로 간주한다.

- 문항 6~8. 지리적 위치

- 지남력의 위치를 묻는 문항이다.
- 검사를 시행하는 행정구역 순서에 따라 높은 행정구역부터 작은 행정구역 차례로 물어본다.
- 검사하는 장소가 '경기도 고양시 일산동구 일산백병원'이라면 6번 문제 '시', 7번 문제 '구', 8번 문제 '동'을 물어본다.

- 문항 9. 층수

- 지남력의 위치를 묻는 문항이다.
- 정확하게 답한 경우 정답으로 하며 두 개를 답한 경우 하나를 고르도록 한다.

- 문항 10. 장소명

- 지남력의 장소를 묻는 문항이다.
- 정확한 이름이 아니더라도 통상적으로 허용되는 부분적인 이름은 정답으

로 한다.

- 문항 11. 세 가지 물건 말해보기
- 단기기억을 묻는 문항이다.
- 반드시 '나무, 자동차, 모자' 세 단어를 한꺼번에 불러주고 따라하도록 해야 한 다.
- 피검자가 '나무'하면 '나무'하고 단어 하나하나를 따라하는 경우가 많기 때문에 미리 지시할 때 '끝까지 듣고' 부분을 강조한다.
- 피검자가 세 단어를 모두 말하지 못하면, 문항 13의 기억 회상을 위해서 두 번 더 따라 말하게 한다.
- 점수 계산은 첫 응답으로만 정답을 평가하며, 성공적으로 대답한 단어 수를 채점한다. 두 번째부터 맞게 대답한 것은 채점하지 않는다.

- 문항 12. 계산하기
- 수리력을 묻는 문항이다.
- 100에서 7빼기를 5회에 걸쳐서 빼도록 하고 맞으면 정답으로 인정한다.
- 앞 숫자를 말해줘서는 안 된다.
- 틀릴 경우에는 다시 한 번 계산하도록 안내한다.

- 문항 13. 기억회상
- 장기기억을 묻는 문항이다.
- 10번 문제에서 불러준 세 단어를 회상하는 것이며 성공적으로 회상한 단어수로 채점한다. 이때는 힌트를 주어서는 안 된다.

- 문항 14. 물건 이름 맞추기
- 시계를 준비해서 보여주고 이름이 무엇인가를 답하도록 한다.
- 연필이나 볼펜을 준비해서 보여주고 이름이 무엇인가를 답하도록 한다.

- 문항 15. 어려운 말 따라 하기
- 언어력을 묻는 문항이다.

- 먼저 검사자가 '간장공장공장장'을 불러주고 따라하도록 한다.
- 미리 지시할 때 '끝까지 듣고' 하도록 강조한다.
- 단 1회만 알려주고 따라하게 한다.

- 문항 16. 명령실행

- 신체의 실행능력을 진단하기 위한 문항이다.
- "한 번만 불러준다"는 내용을 강조하여 집중해서 듣도록 한다.
- 지시할 때 '오른손', '반', '무릎 위 '를 강조하여 말해준다.
- 오른손을 사용할 수 없는 피검자에게는 '왼손'으로 바꿔 지시해준다.
- 듣지 못했다거나 기억이 나지 않는다고 해도 지시를 반복하면 안 된다.
- 피검자의 오른손을 보지 않고 지시한다.
- 지시가 다 끝난 다음에 종이를 건네주어야 한다.
- 각 단계마다 바르게 수행하면 1점씩 채점한다.
- 종이를 건네줄 때에는 책상 위에 놓지 말고 한 손으로 건네준다.
- 반으로 한 번 접은 것만을 정답으로 하며, 대각선으로 접거나 모퉁이만 접는 경우에는 틀린 것으로 한다.
- A4용지 같은 직사각형 종이를 별도로 준비하여 사용해야 한다.

- 문항 17. 그림 그리기

- 시공간력을 묻는 문항이다.
- 겹친 오각형 그림을 보여주며, 검사지에 그대로 그려보도록 한다.
- 같게 그리면 1점을, 다르게 그리면 틀린 것으로 한다.

- 문항 18. 이유 대기

- 판단력을 묻는 문항이다.
- "옷은 왜 빨아서 입습니까?"라고 묻는다.
- '깨끗하게', '더러워서'와 비슷하게 대답하면 정답으로 인정한다.

- 문항 19. 속담 말하기
• 판단력을 묻는 문항이다.
• 티끌 모아 태산이 무슨 뜻인지 물어본다.
• '저축한다', '돈을 모은다'라는 뜻이 들어가면 정답으로 인정한다.
• 정확하게 뜻이 설명되면 1점, 틀리면 0점으로 한다.

3) 판정 기준

총점은 성별, 연령, 교육 연수에 따라 아래와 같이 적용하는 기준이 다르다.

〈표-9〉 치매선별검사 결과 판정 기준

연령	성별	교 육 연 수(교육정도)			
		0~3년	4~6년(초졸)	7~12년(중~고졸)	≥13년(대학이상)
60~69세	남	20점	24점	25점	26점
	여	19점	23점	25점	26점
70~74세	남	21점	23점	25점	26점
	여	18점	21점	25점	26점
75~79세	남	20점	22점	25점	25점
	여	17점	21점	24점	26점
≥80세	남	18점	22점	24점	25점
	여	16점	20점	24점	25점

총점이 기준 점수를 초과할 시는 인지적 정상으로 판정하며, 기준 점수 이하 시 인지 저하로 평가한다. 인지 저하로 판명된 경우에는 정밀한 검사를 위해서 병·의원에 의뢰하는 것이 좋다.

〈표-10〉 치매선별검사 결과 판정 결과

구분	내용
인지적 정상	- 총점이 판정 기준 점수를 초과한 것으로 치매 가능성이 낮다. - 인지기능이 비교적 잘 유지되고 있으며 치매 가능성이 낮다. 그러나 이후 기억력이나 기타 지적능력이 지금보다 좀 더 나빠지는 느낌이 있다면 다시 검사를 받아보도록 안내해야 한다.
인지 저하	- 총점이 판정 기준 점수 이하인 경우로, 치매 가능성이 높다. - 인지 기능이 다른 어르신에 비해 저하되어 있으며 보건소 또는 치매검진전문기관에서 정밀검진을 받아보시는 것이 필요하다.

치매선별용 한국형 간이정신 상태검사(SMMSE-DS)

성 명		출생연도		성별	남/여	교육연수	년
검사일		총 점		판 정		정상 / 저하	

1.	올해는 몇 년도 입니까?	0	1
2.	지금은 무슨 계절입니까?	0	1
3.	오늘은 며칠입니까?	0	1
4.	오늘은 무슨 요일입니까?	0	1
5.	지금은 몇 월입니까?	0	1
6.	우리가 있는 이곳은 무슨 도/특별시/광역시입니까?	0	1
7.	여기는 무슨 시/군/구입니까?	0	1
8.	여기는 무슨 구/동/읍/면입니까?	0	1
9.	우리는 지금 이 건물의 몇 층에 있습니까?	0	1
10.	이 장소의 이름이 무엇입니까?	0	1
11.	제가 세 가지 물건의 이름을 말씀드리겠습니다. 끝까지 다 들으신 다음에 세 가지 물건의 이름을 모두 말씀해 보십시오. 그리고 몇 분 후에는 그 세 가지 물건의 이름들을 다시 물어볼 것이니 들으신 물건의 이름을 잘 기억하고 계십시오.		
	나무 자동차 모자		
	이제 000님께서 방금 들으신 3가지 물건 이름을 모두 말씀해 보세요.		
	나무	0	1
	자동차	0	1
	모자	0	1
12.	100에서 7을 빼면 얼마가 됩니까? 93	0	1
	거기에서 7을 빼면 얼마가 됩니까? 86	0	1
	거기에서 7을 빼면 얼마가 됩니까? 79	0	1

	거기에서 7을 빼면 얼마가 됩니까? 72	0	1
	거기에서 7을 빼면 얼마가 됩니까? 65	0	1
13.	조금 전에 제가 기억하라고 말씀드렸던 세 가지 물건의 이름이 무엇인지 말씀하여 주십시오.		
	나무	0	1
	자동차	0	1
	모자	0	1
14.	(실제 시계를 보여주며) 이것을 무엇이라고 합니까?	0	1
	(실제 연필이나 볼펜을 보여주며) 이것을 무엇이라고 합니까?	0	1
15.	제가 하는 말을 끝까지 듣고 따라해 보십시오. 한 번만 말씀드릴 것이니 잘 듣고 따라 하십시오.		
	간장공장공장장	0	1
16.	지금부터 제가 말씀드리는 대로 해 보십시오. 한 번만 말씀드릴 것이니 잘 들으시고 그대로 해 보십시오.		
	제가 종이를 한 장 드릴 것입니다. 그러면 그 종이를 오른손으로 받아, 반으로 접은 다음, 무릎 위에 올려놓으십시오.		
	오른손으로 받는다.	0	1
	반으로 접는다.	0	1
	무릎 위에 놓는다.	0	1
17.	(겹친 오각형 그림을 가리키며) 여기에 오각형이 겹쳐져 있는 그림이 있습니다. 이 그림을 아래 빈 곳에 그대로 그려보십시오. 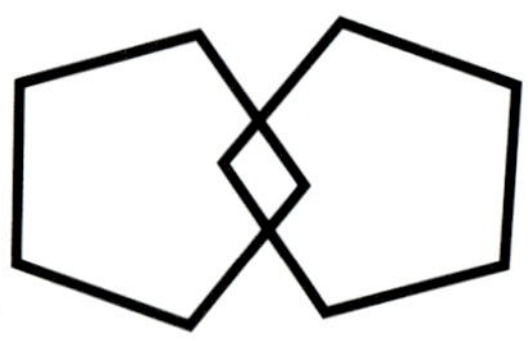	0	1
18.	옷은 왜 빨아서 입습니까?	0	1
19.	"티끌 모아 태산"은 무슨 뜻 입니까?	0	1
	총 점	/ 30	

우울증 검사

한국형 간이노인우울증검사(SGDS-K; Short Geriatric Depression Scale-Korea Version)는 노인층에서 나타나는 우울증상을 선별하고 측정하는 데 유용하다.

노인 우울증검사는 원래 간이노인우울증검사(SGDS; Shot Geriatric Depression Scale)를 조맹제 외(1999)가 번역하여 신뢰도와 타당도를 검증하여 한국형 간이 노인 우울증검사(SGDS-K)를 만들었다.

한국형 간이노인우울증검사는 우울 정도를 측정하기 위한 척도로, 살면서 주로 느끼는 감정에 대한 사고, 정서, 인지, 신체, 사회적 측면을 골고루 반영하였고, 문화적 차이를 고려하여 우리나라 노인의 양상에 맞게 수정된 검사다. 특징은 우울증의 신체증상을 묻는 문항은 포함되어 있지 않다.

한국형 노인우울증검사는 긍정적 문항(14개)과 부정적 문항(16개) 등 총 30개의 문항으로 구성되어 있으며, 간이형은 15개의 문항으로 구성하여 한국형 간이 노인 우울증검사라고 한다.

한국형 간이노인우울증검사는 자기가 직접 검사지를 보고 답을 하는 형식으로 되어 있으며, '예'와 '아니오'로 응답하는 양분척도로 되어 있다.

총점의 범위는 한국형 노인우울증검사(GDS)는 0점에서 30점까지이며, 한국형 간이노인우울증검사(SGDS-K)의 경우 0점에서 15점으로 되어 있다. 한국형 노인우울증검사 각 문항에 대해 우울증 응답에는 1점, 비우울증 응답에는 0점을 주며, 최종점수는 우울증 응답의 합계이다.

한국형 간이노인우울증검사는 총 15문항으로 각 1점씩 총 15점으로 계산한다. 채점방식은 1번, 5번, 7번, 11번, 13번 문항은 역환산 문항으로 '아니오'에 표시한 것이 1점으로 채점된다.

편의상 검사지 자체에 회색으로 채워진 칸에 체크를 하면 1점으로 보면 된다. 점수를 합산하여 총점이 5점 이하는 정상집단이고, 6~9점은 중증도의 우울증을 가지고 있는 집단군이고, 10점 이상인 경우에는 우울증 고위험군에 해당하므로 전문가의 상담이 필요하다.

〈표-11〉 우울증 판정

구 분	5점 이하	6~9점	10점 이상
판정	정상	중증도의 우울증	우울증 고위험군

간이형 노인 우울증 검사

성 명		출생연도		성별	남/여	검사일	20 년 월 일
검사자		총 점		판 정		정상 / 저하	

아래는 지난 1주일 동안 어르신의 기분을 알아보기 위한 질문입니다.
질문을 잘 읽으시고 그렇다면 '예', 그렇지 않다면 '아니오'에 ○표 하십시오.
대답하기 어려운 질문이라도 현재 ○○○님의 상태에 조금이라도 더 가까운 쪽을 '예' 또는 '아니오'로 답해주셔야 합니다.

항 목	예	아니오
1. 삶에 대해 대체로 만족하십니까?		
2. 최근에는 활동이나 관심거리가 줄었습니까?		
3. 삶이 공허하다고 느끼십니까?		
4. 자주 싫증을 느끼십니까?		
5. 기분 좋게 사시는 편입니까?		
6. 좋지 않은 일이 닥쳐올까 봐 두렵습니까?		
7. 대체로 행복하다고 느끼십니까?		
8. 자주 무기력함을 느끼십니까?		
9. 외출하기보다는 집안에 있기를 좋아하십니까?		
10. 다른 사람들보다 기억력이 더 떨어진다고 느끼십니까?		
11. 살아있다는 사실이 기쁘십니까?		
12. 본인의 삶의 가치가 없다고 느끼십니까?		
13. 생활에 활력이 넘치십니까?		
14. 본인의 현실이 절망적이라고 느끼십니까?		
15. 다른 사람들이 대체로 본인보다 더 낫다고 느끼십니까?		

기억력 검사

기억은 감각기관을 통해서 정보를 입수하고 저장한 후, 필요할 때 불러내는 일련의 과정을 말한다. 따라서 저장되었지만 필요할 때 불러올 수 없는 것은 기억이라 할 수 없다. 기억이 이루어지는 곳은 인간의 뇌 중에서 해마라는 부분으로, 이곳의 신경세포가 자극을 받게 되면 기억으로 뇌에 각인된다.

기억력은 이전의 인상이나 경험을 의식 속에 간직해 두는 능력을 말한다. 기억력은 우리가 세상을 살아가는 데 필수적인 능력이다. 만약 우리에게 기억력이 없다면 오늘 한 일이 기억나지 않으며, 지금까지 알고 지냈던 가족도 몰라보게 된다. 치매에 걸리면 가장 먼저 나타나는 증상이 단기기억력이 떨어지고, 시간이 지날수록 장기기억력이 떨어진다.

주관적 기억력 평가 문항(SMCQ; Subjective Memory Complaints Questionnaire)는 대상자가 주관적으로 경험하는 기억장애의 심각도를 평가하는 설문이다. 환자 본인이 직접 작성하는 14문항짜리 설문지이다.

주관적 기억력 평가 문항 중 6개 이상이 “예”에 당되면 " 경도인지장애"가 의심되므로 병원이나 가까운 보건소, 치매 지원센타를 방문하여 정확한 검진을 받은 것이 필요하다.

주관적 기억력 평가 문항

성 명		출생연도		성별	남/여	검사일	20 년 월 일
검사자		총 점		판 정			

아래는 기억력을 알아보기 위한 질문입니다.
질문을 잘 읽으시고 그렇다면 '예', 그렇지 않다면 '아니오'에 ○표 하십시오.
대답하기 어려운 질문이라도 현재 ○○○님의 상태에 조금이라도 더 가까운 쪽을 '예' 또는 '아니오'로 답해주셔야 합니다.

항 목	예 (1점)	아니오 (0점)
1. 자신의 기억력에 문제가 있다고 생각하십니까?		
2. 자신의 기억력이 10년 전보다 나빠졌다고 생각하십니까?		
3. 자신의 기억력이 같은 또래의 다른 사람들에 비해 나쁘다고 생각하십니까?		
4. 기억력 저하로 인해 일상생활에 불편을 느끼십니까?		
5. 최근에 일어난 일을 기억하는 것이 어렵습니까?		
6. 며칠 전에 나눈 대화 내용을 기억하기 어렵습니까?		
7. 며칠 전에 만난 사람을 기억하기 어렵습니까?		
8. 친한 사람의 이름을 기억하기 어렵습니까?		
9. 물건 둔 곳을 기억하기 어렵습니까?		
10. 이전에 비해 물건을 자주 잃어버립니까?		
11. 살집 근처에서 길을 잃은 적이 있습니까?		
12. 가게에서 2-3가지 물건을 사려고 할 때 물건이름을 기억하기 어렵습니까?		
13. 가스불이나 전기불 끄는 것을 기억하기 어렵습니까?		
14. 자주 사용하는 전화번호(자신 혹은 자녀의 집)를 기억하기 어렵습니까?		
# 6점 이상시 치매 또는 경도인지장애 의심. 총점 :		

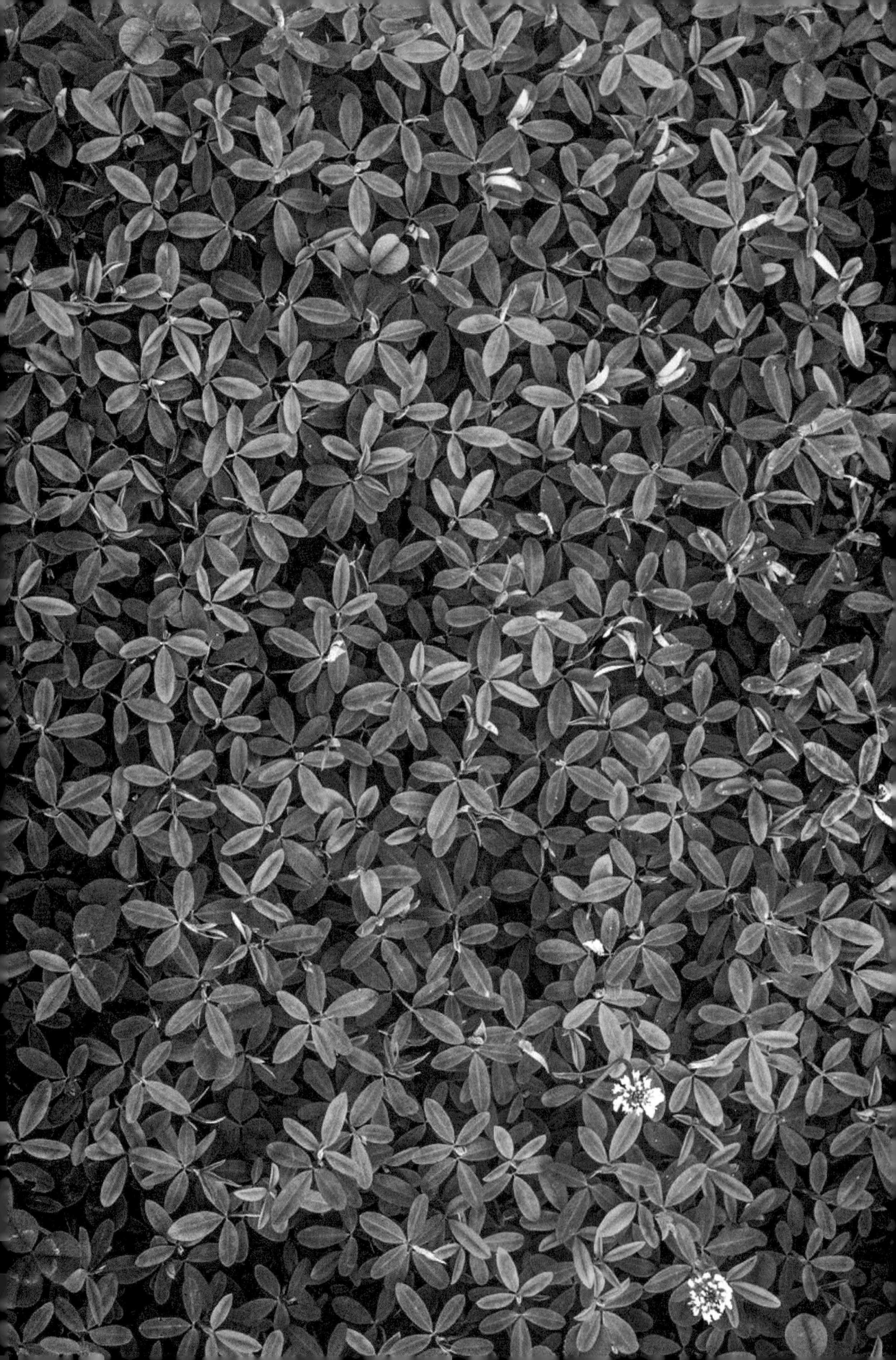

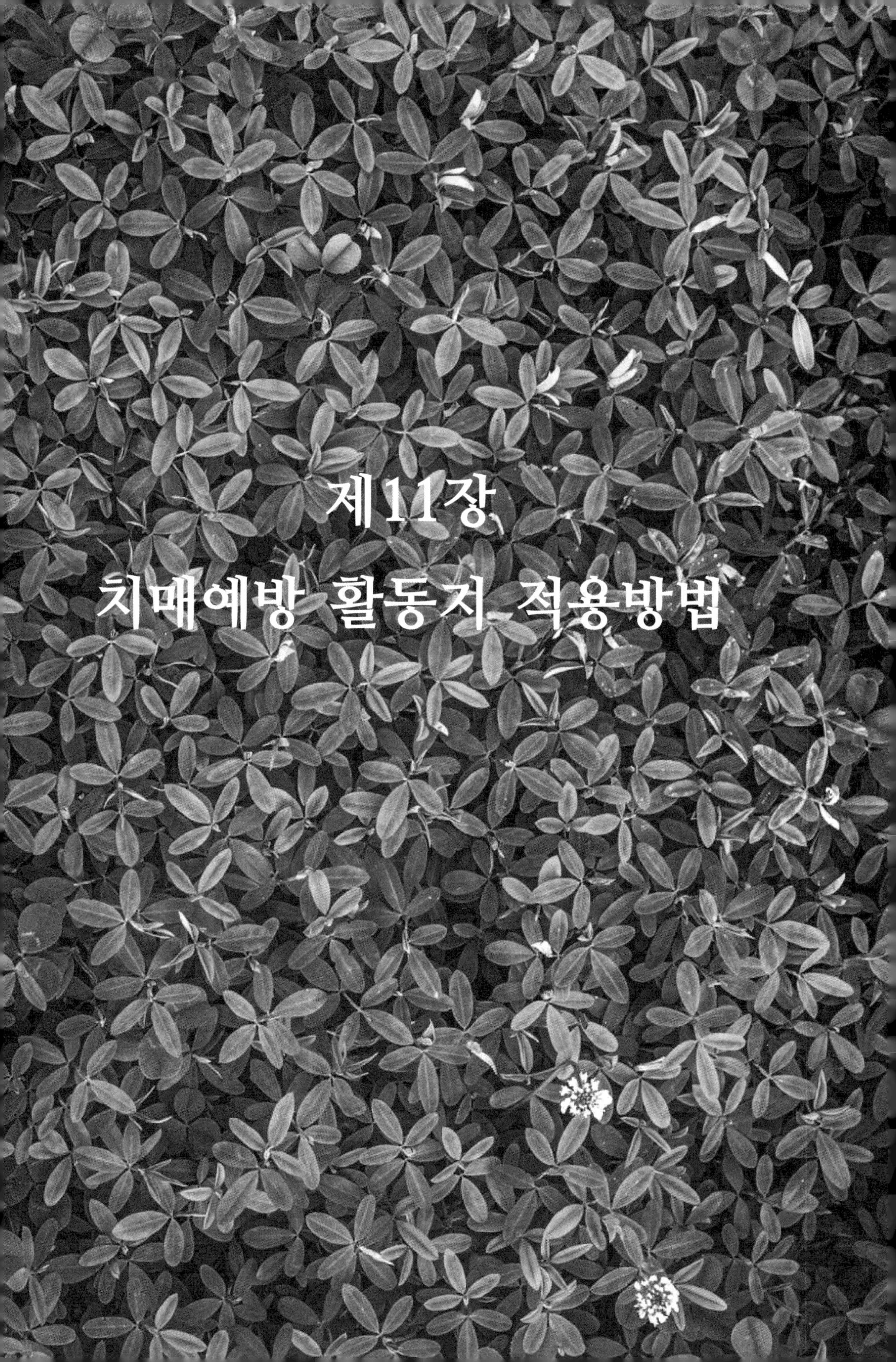

제11장

치매예방 활동지 적용방법

치매예방 활동지의 중요성

치매환자들을 분석해보면 치매는 고학력자보다는 저학력자가 많이 걸리는 것으로 나타났다. 그리고 전반적으로 머리를 많이 사용하는 직업 종사자보다는 머리를 많이 사용하지 않는 직업 종사자에게 치매가 많이 나타났다. 또한 평상시 뇌를 많이 쓰면 정신계 손상을 감소시킬 수 있다는 연구결과를 종합해 보면 머리를 많이 사용할수록 치매를 예방하는 데 도움이 된다는 것이다.

결국 인지요법은 뇌 운동을 통하여 치매를 예방하거나 치매를 지연시키는 데 유용하다는 것을 알 수 있다. 따라서 인지요법을 적용하면 뇌가 운동을 하여 신경전달 통로의 수를 증가시킴으로써 뇌가 손상될 때 새로운 신경전달 통로를 이용할 수 있다.

인지요법은 다양하지만 그중에서 지속적이면서도 가장 효과적인 것이 치매예방 교육이다. 치매예방 교육은 직접 강의를 통해 전달할 수도 있지만 활동지를 통해 학습자가 직접 참여하는 것도 교육적 효과가 매우 높다.

치매예방 활동지를 이용한 치매예방은 인지기능 저하를 치료하고 보존 및 향상을 위해 특별히 만들어진 의사소통 중심의 접근방법이다. 인지요법 중에서 활동지를 통한 치매예방은 치매교육을 체계적이고 지속적으로 할 수 있다는 장점을 가지고 있다.

치매예방 활동지의 적용

정다운 연구소에서는 치매예방을 위한 활동지를 다음과 같이 제작하여 활용하였다.

- 치매예방 프로그램은 가장 기초적인 1권부터 수준을 높인 4권으로 구성되어 있고, 내담자의 상황에 따라 단계별로 적용할 수 있다.
- 각 활동지는 인지능력을 높이는 기억력, 지남력, 계산력, 시지각력, 집중력, 시공간력, 판단력, 색칠하기, 종이접기, 그리기 등 10가지로 구성되어 있다.
- 각 활동지는 1시간당 2개의 활동지를 사용할 것을 권장하며, 시간이 남을 때는 3개를 활용해도 된다. 따라서 활동지 1권은 주 5회 수업을 한다고 가정한다면 1주일 분량이다. 주2회 수업을 한다고 가정한다면 2.5주일 분량이다. 매주 1권의 활동지를 적용한다면 1개월 동안 사용할 수 있으며, 주 2회를 적용한다면 3개월 동안 사용할 수 있다.
- 활동지를 활용한 수업활동은 다음과 같이 진행한다.

〈표-12〉 수업활동 예시

<table>
<tr><th colspan="2">수업명</th><th colspan="2">1주차 1회 수업</th></tr>
<tr><td colspan="2">학습목표</td><td colspan="2">• 기억력을 설명할 수 있다.
• 기억력을 높일 수 있다.
• 지남력을 설명할 수 있다.
• 지남력에 관련된 기억들을 말한다.</td></tr>
<tr><td colspan="2">수업단계</td><td>교 수 · 학 습 활 동</td><td>자료</td></tr>
<tr><td>1</td><td>도입단계
(5분)</td><td>• 오늘의 날씨, 특이한 일, 소감 등을 말해준다.
• 오늘 학습할 내용에 대해서 소개를 한다.
• 학습목표를 설명한다.</td><td></td></tr>
<tr><td>2</td><td>전개단계
(30분)</td><td>• 인지심리상담사 : 활동지를 작성하는 방법을 자세하게 설명한다.
- 학습자 : 인지심리상담사의 설명을 듣는다.
• 인지심리상담사 : 활동지를 설명한대로 작성하도거나 답하도록 한다.
- 학습자 : 설명을 들은 대로 학습지를 작성하거나 답한다.
• 인지심리상담사 : 활동지 작성을 마치면 활동지의 내용을 확인하고, 시간이 남으면 활동지와 관련된 질문을 한다.
- 학습자 : 자신이 작성한 학습지가 올바르게 작성되었는지 확인하고 인지심리상담사의 질문에 답변한다.</td><td></td></tr>
<tr><td>3</td><td>정리단계
(5분)</td><td>• 인지심리상담사 : 학습소감을 발표하게 한다.
- 학습자 : 학습소감을 발표한다.
• 인지심리상담사 : 학습에 대한 정리와 평가를 한다.
• 인지심리상담사 : 차시학습 예고를 한다.</td><td></td></tr>
</table>

- 활동지를 수업에 효과적으로 활용하기 위해서는 먼저 인지심리상담사가 학습자에게 활동지를 해결하는 방법과 마감시간을 알려주어 활동지를 어떻게 풀어야 하는지 고민하지 않도록 해야 한다.
- 학습자가 활동지를 푸는 동안 인지심리상담사는 학습자가 활동지를 해결할 수 있도록 도와주어야 한다.
- 활동지를 다 해결하고 나면 학습자에게 소감을 물어보고 수업을 정리하고 차시 학습을 예고한다.

치매예방 활동지 수업 내용

회차	주차		강의 내용	활용 방법
1권	1	월	지기억력 / 지남력	강의 /실습 /발표
	2	화	계산력 / 시지각력	
	3	수	집중력 / 시공간력	
	4	목	판단력 / 색칠하기,	
	5	금	종이접기 / 그리기	
1권	1	월	지기억력 / 지남력	강의 /실습 /발표
	2	화	계산력 / 시지각력	
	3	수	집중력 / 시공간력	
	4	목	판단력 / 색칠하기,	
	5	금	종이접기 / 그리기	
1권	1	월	지기억력 / 지남력	강의 /실습 /발표
	2	화	계산력 / 시지각력	
	3	수	집중력 / 시공간력	
	4	목	판단력 / 색칠하기,	
	5	금	종이접기 / 그리기	
1권	1	월	지기억력 / 지남력	강의 /실습 /발표
	2	화	계산력 / 시지각력	
	3	수	집중력 / 시공간력	
	4	목	판단력 / 색칠하기,	
	5	금	종이접기 / 그리기	

기억력

기억력이란 외부의 자극을 정확하게 인지하는 능력을 말한다.

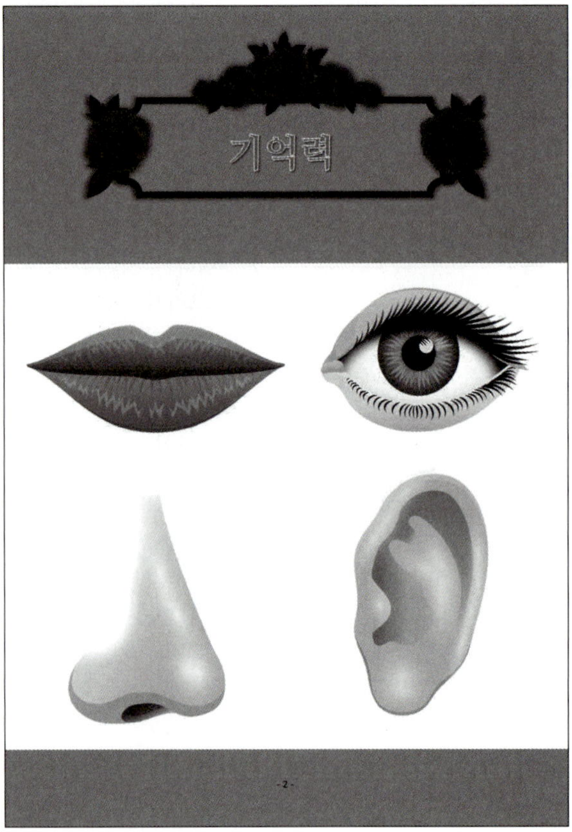

지남력

지남력이란 사람, 장소, 시간을 파악하는 개인의 지각능력을 말한다.

지남력

❶ 나의 이름은 무엇인가요?

❷ 나의 장점은 무엇인가요?

❸ 나의 나이는 몇 살인가요?

❹ 네 친구 이름은 무엇인가요?

❺ 나의 전화번호는?

❻ 가장 보고 싶은 사람은 누구인가요?

- 3 -

수리력

수리력이란 물건 또는 값의 크기를 비교하거나 주어진 수의 계산능력을 말한다.

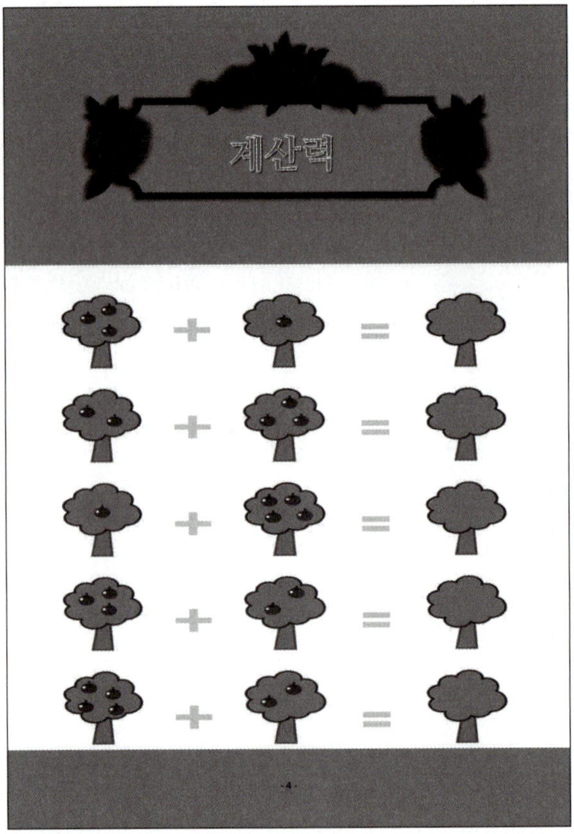

시지각력

지각력이란 외부의 자극에 대하여 정확하게 인지하는 능력을 말한다.

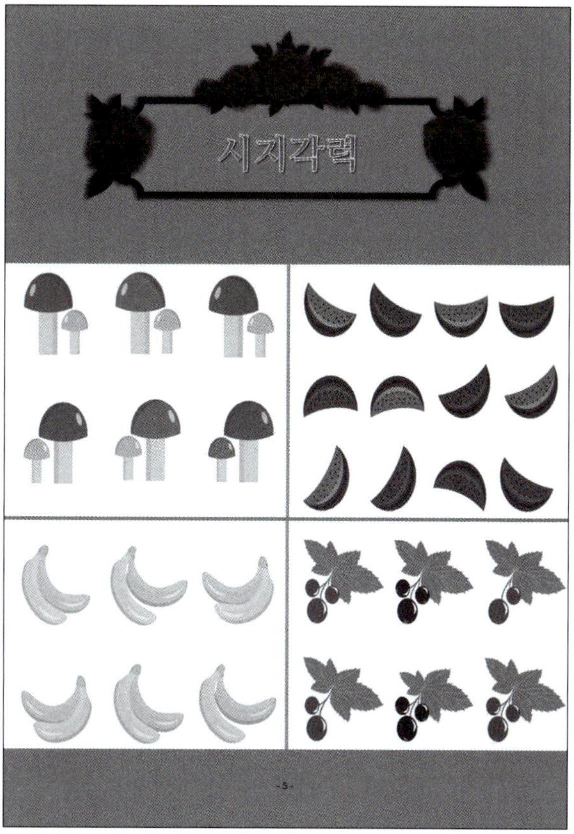

집중력

집중력이란 어떤 일을 할 때 상관없는 주변 소음이나 자극에 방해받지 않고 몰두하는 능력을 말한다

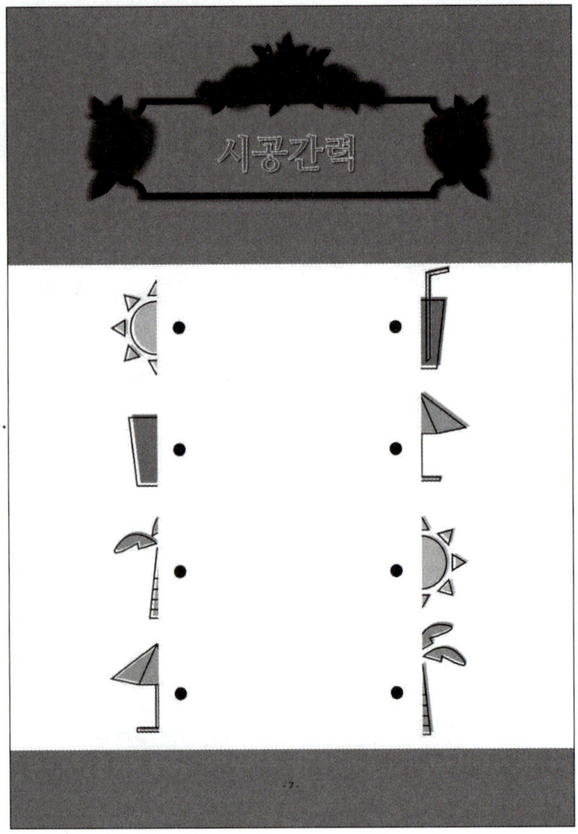

판단력

판단력이란 사물을 올바르게 인식하고 평가하는 능력을 말한다.

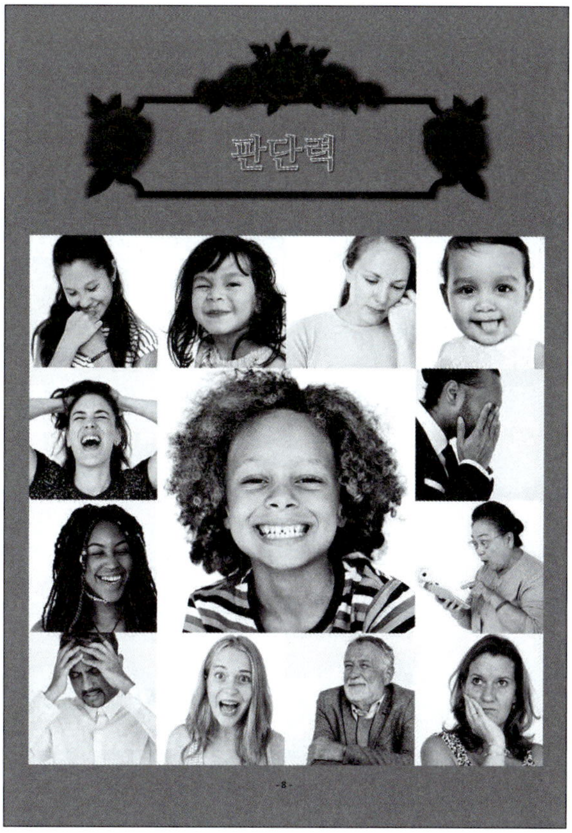

시공간력

시공간력이란 사물의 크기, 공간적 성격을 인지하는 능력을 말한다.

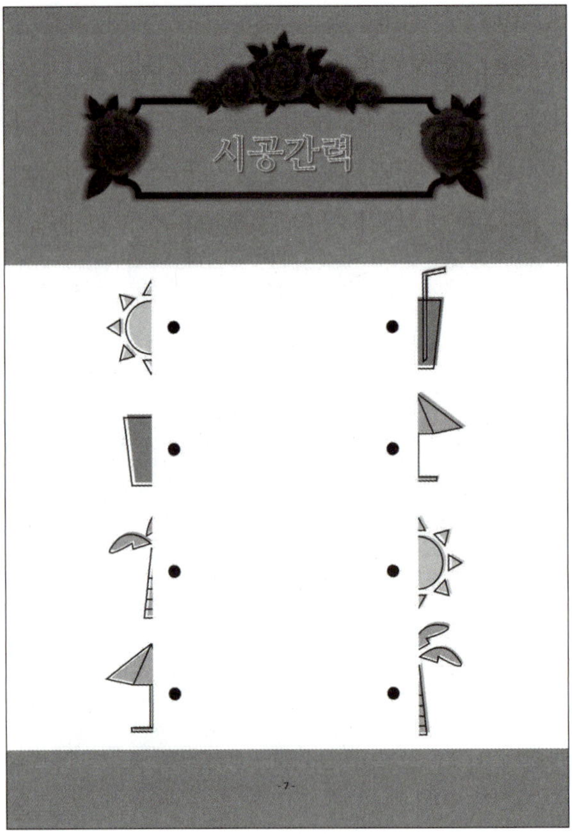

색칠하기

색칠하기는 시공간력과 판단력, 시지각력을 높이기 위한 종합 인지훈련 활동이다.

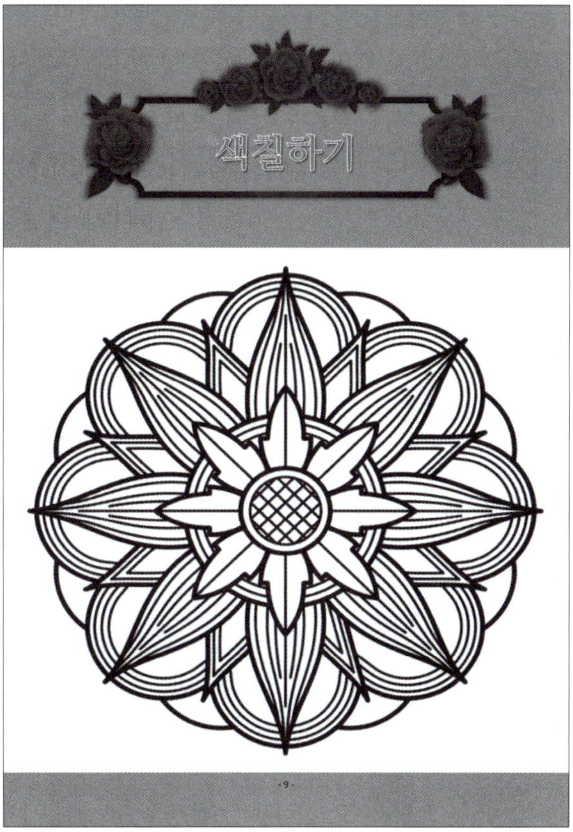

종이접기

종이접기는 시공간력과 판단력, 시지각력을 높이기 위한 종합 인지훈련 활동이다.

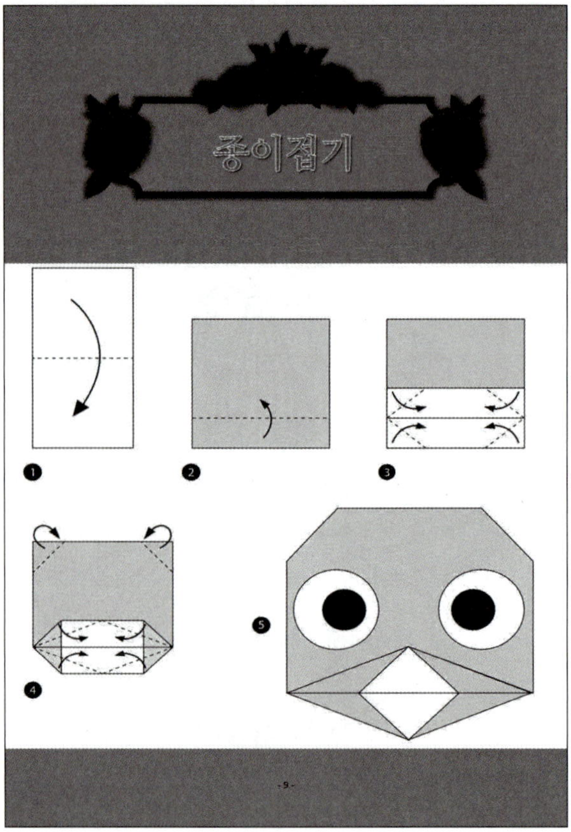

그리기

그리기는 집중력과 판단력을 높이기 위한 종합 인지훈련 활동이다.

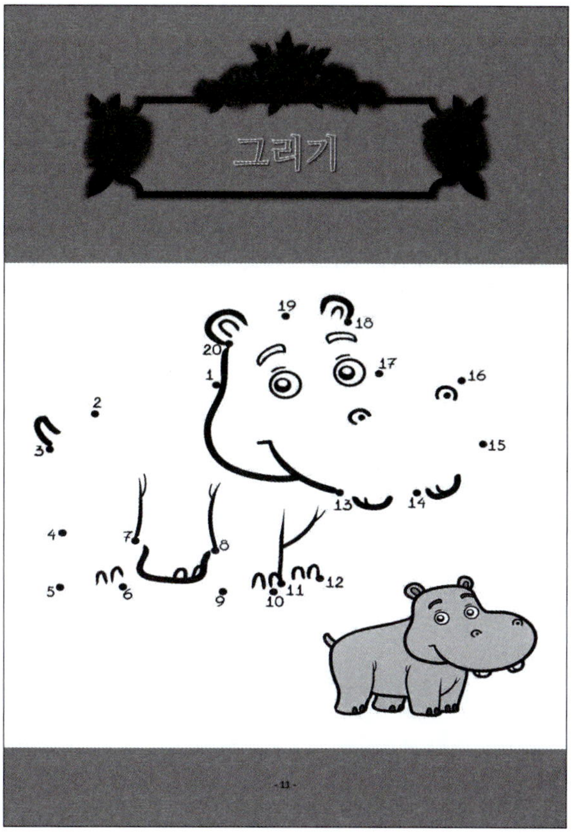

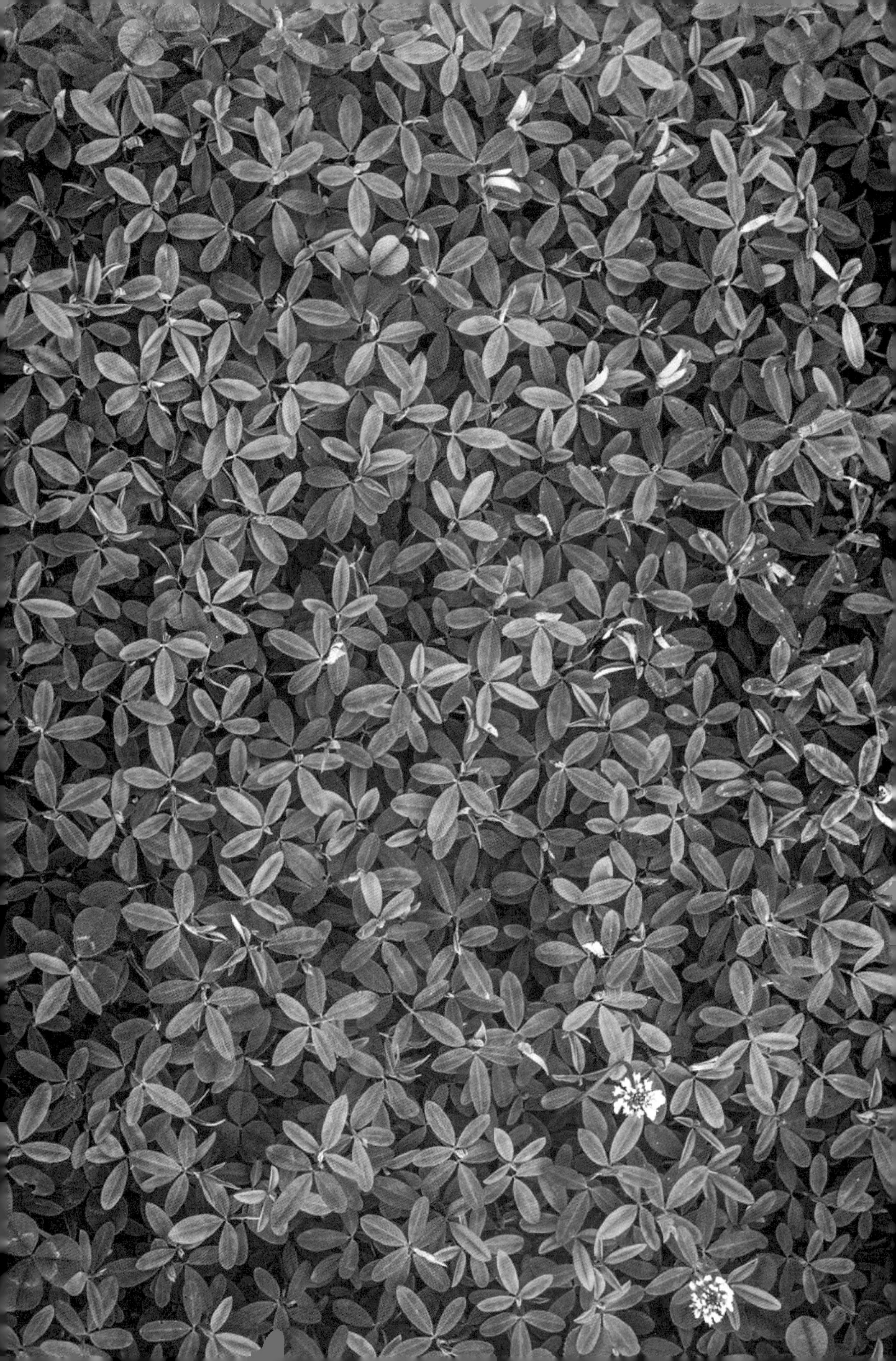

부 록

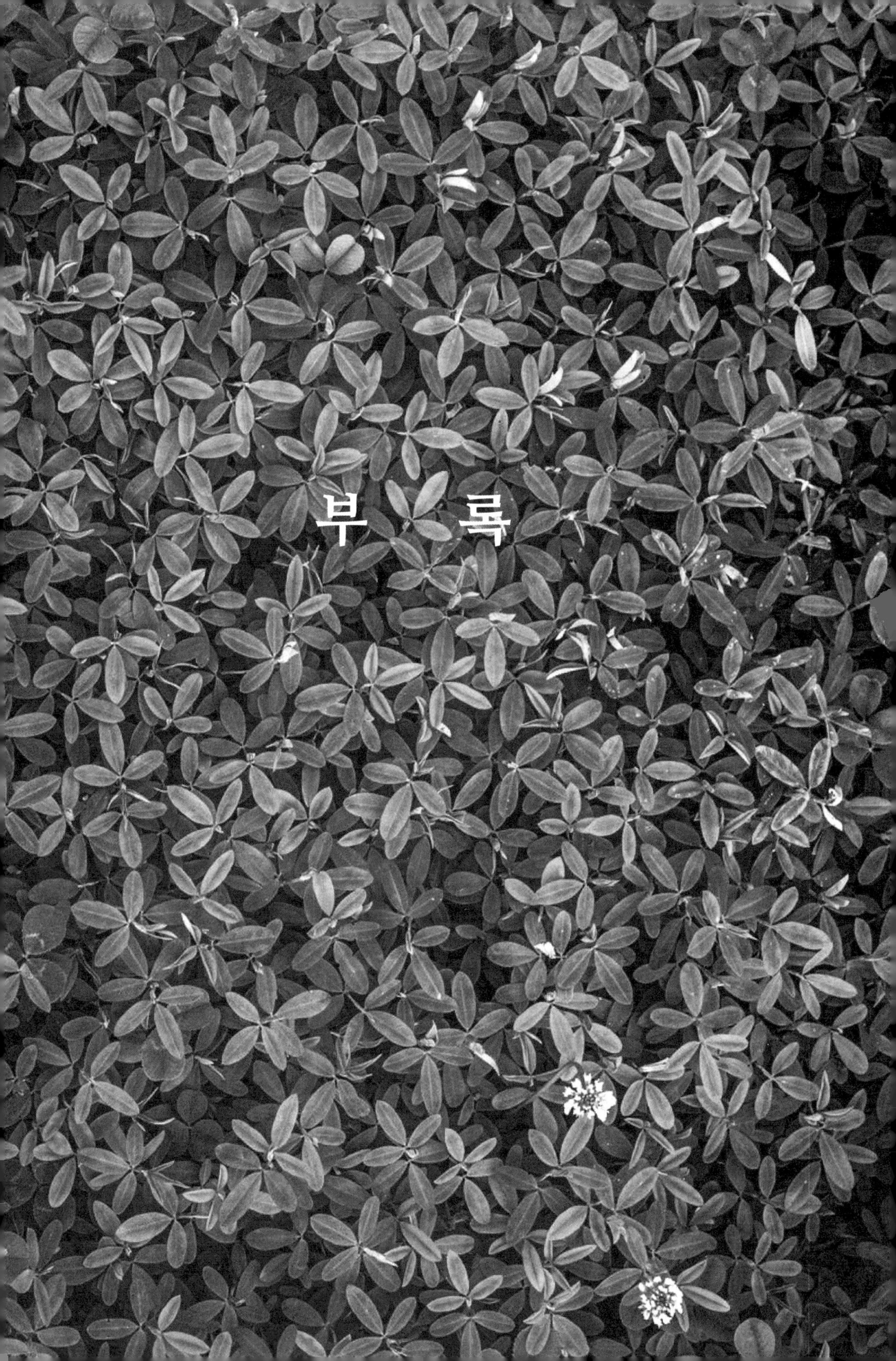

단기교육용

치매예방 지도사 양성과정 제안서

□ 교육 내용

- ❍ 교육 기간 : 202 년 월 일( )~ 월 일( ) 오전 10:00~오후 18:00(총 15시간)
- ❍ 교육 장소 :
- ❍ 모집 인원 : 명
- ❍ 수 강 료 : 35만원(강의 교재1권, 치매예방 활동지 4권+강의교안)

□ 배 경

- ❍ 노령인구의 증가에 따른 치매 환자의 증가
- ❍ 치매환자 증가에 따른 정부의 복지 예산에 대한 증가로 인해 고민
- ❍ 치매환자를 둔 가족들의 경제적 육체적 고통의 증가
- ❍ 치매 예산의 증가로 인한 치매예방의 필요성 증가
- ❍ 비전문적인 치매예방이 현장에서 진행됨으로 인해 효과 저하

□ 필요성

- ❍ 노인인구의 증가에 따라 치매환자의 증가는 지방자치단체에 부담을 주고 있어 체계적인 치매예방의 필요성이 절실함
- ❍ 치매예방에 대한 지방자치 단체의 예산은 늘어가고 있지만 효과적인 치매예방이 필요한 실정임
- ❍ 치매예방에 대한 관심이 증가하고 있으나, 체계적인 프로그램이 보급되지 못하고 있는 실정임
- ❍ 전문적인 치매예방 지도사에 의한 치매예방 교육이 절실히 필요함
- ❍ 보건소, 양노원, 경노당에서 치매예방 교육의 전문가를 원하고 있음

□ 프로그램의 특징

- ❍ 기존에 나와 있는 치매예방 프로그램의 분석하여 노인들의 수준에 맞는 프로그램 개발
- ❍ 치매예방을 위한 검증된 검사 도구의 개발로 정확한 진단이 가능함
- ❍ 치매예방 활동지는 난이도에 따라 5단계로 나누어 노인의 수준에 맞게 적용이 가능함
- ❍ 검사 도구의 검사 결과에 따라 노인의 수준에 맞게 적용이 가능함
- ❍ 치매예방 교육이 끝난 후 검사지를 통해 사전과 사후를 비교하여 효과성을 검증할 수 있음

□ 모집 대상

- ❍ 치매예방에 대한 관심 가진 분
- ❍ 치매예방지도사로 활동하고 싶은 분
- ❍ 가족 중에 치매환자를 스스로 치료하고 싶은 분
- ❍ 치매예방 강사가 되고 싶은 분

□ 세부내용

구분	시간	강의 제목	강의내용
1일차	10:00~11:00	오리엔테이션 치매예방지도사의 역할과 비전	- 치매의 정의와 실태 - 치매예방지도사의 역할 - 치매예방지도사의 비전
	11:00~12:00	치매의 문제점과 종류	- 치매의 문제점 - 치매의 특징 - 치매의 종류 - 치매의 위험 인자
	13:00~14:00	치매에 대한 이해	- 뇌의 정신 활동 - 치매의 진행 단계
	15:00~16:00		- 다른 유사 질환과의 차이 - 치매로 인한 장애
	16:00~17:00	치매 진단 방법	- 치매선별용 한국형 간이정신 상태검사와 진단
	17:00~18:00		- 노인우울성 검사와 진단 - 주관적 기억력 평가 문항과 진단
2일차	10:00~11:00	치매예방 활동지 적용방법	- 지남력, 집중력 - 집중력, 지각력
	11:00~12:00		- 기억력, 판단력 - 언어력, 시공간력
	13:00~14:00	치매예방 활동 적용방법	- 활동능력, 일기쓰기 지도 - 치매 프로그램 개발 방법
	15:00~16:00	교육사업전문가의 역할과 비전	- 교육사업전문가의 역할 - 교육사업전문가의 비전 - 교육사업전문가의 활동방법
	16:00~17:00	제안서 작성 및 제안 방법	- 지자체 제안서 작성 - 평생교육 기관 제안서 작성 - 대학교 제안서 작성
	17:00~18:00	컨설팅 및 정리	- 자신에 맞는 아이템 선정 - 프로그램 개발 컨설팅 - 정리

대학 및 평생교육원용

치매예방 지도사
양성과정 제안서

1. 사업 개요

□ **사 업 명 : 치매예방지도사 양성 과정**

□ **교육 기간 : 202 년 월 일(화)~ 월 일( ) 오전 09:00~오후 13:00(총 10회 40시간)**

□ **교육 장소 :**

□ **모집 인원 : 30명**

□ **수 강 료 : 무료**

□ **소요 예산 : 자지체의 예산에 따라 변경**

□ **위탁 기관 :**

□ **사업 범위**

❍ 교육프로그램 운영을 위한 전문 강사진 구성 및 섭외

❍ 과정 신청자 상담 접수 및 교육생 선발

❍ 과정 운영을 위한 전반적인 사항(교육장 준비, 강사 및 교육생 관리, 현수막 교재) 준비

❍ 회차별 교육 진행 후 강사 및 강의 평가를 통한 만족도 조사

❍ 학습 성과 제고를 위한 체계적인 학사관리

❍ 사업 종료 후 15일 이내 결과보고서 및 사업 정산서 제출

2. 사업 목적

□ **배 경**

❍ 노령인구의 증가에 따른 치매 환자의 증가

- ❍ 치매환자 증가에 따른 정부의 복지 예산에 대한 증가로 인해 고민
- ❍ 치매환자를 둔 가족들의 경제적 육체적 고통의 증가
- ❍ 치매 예산의 증가로 인한 치매예방의 필요성 증가
- ❍ 비전문적인 치매예방이 현장에서 진행됨으로 인해 효과 저하

□ 필요성

- ❍ 노인인구의 증가에 따라 치매환자의 증가는 지방자치단체에 부담을 주고 있어 체계적인 치매예방의 필요성이 절실함
- ❍ 치매예방에 대한 지방자치 단체의 예산은 늘어가고 있지만 효과적인 치매예방이 필요한 실정임
- ❍ 치매예방에 대한 관심이 증가하고 있으나, 체계적인 프로그램이 보급되지 못하고 있는 실정임
- ❍ 전문적인 치매예방 지도사에 의한 치매예방 교육이 절실히 필요함
- ❍ 보건소, 양노원, 경노당에서 치매예방 교육의 전문가를 원하고 있음

3. 사업 내용

□ 프로그램의 개발

- ❍ 기존에 나와 있는 치매예방 프로그램의 분석하여 노인들의 수준에 맞는 프로그램 개발
- ❍ 치매예방을 위한 검증된 검사 도구의 개발로 정확한 진단이 가능함
- ❍ 치매예방 활동지는 난이도에 따라 5단계로 나누어 노인의 수준에 맞게 적용이 가능함
- ❍ 검사 도구의 검사 결과에 따라 노인의 수준에 맞게 적용이 가능함

- 치매예방 교육이 끝난 후 검사지를 통해 사전과 사후를 비교하여 효과성을 검증할 수 있음

□ 프로그램의 운영

- 지속적인 참여를 위한 체계적인 학사관리시스템 구축
- 과정 진행 중 개인 면담을 통한 비전 설정
- 수료 후 전부 취업할 수 있도록 맞춤형 진로 코칭
- ○○시의 특성화 프로그램으로 안착할 수 있도록 운영

□ 모집 대상

- 치매예방에 대한 관심 가진 분
- 치매예방지도사로 활동하고 싶은 분
- 가족 중에 치매환자를 스스로 치료하고 싶은 분
- 치매예방 강사가 되고 싶은 분
- 전문적인 직업을 갖고 싶은 분

□ 운영 인원

순서	구분	인원	업무
1	책임지도 강사	1명	전반적인 프로그램 운영
2	전문 강사	3명	수업 진행
3	보조 강사	1명	수업 보조

□ 홍보 계획

- 관내 노인관련 기관에 수강생 모집 협조 공문 발송
- 시청 홈페이지에 수강생 모집 홍보
- 시청 관련 홈페이지에 수강생 모집 홍보

❍ 관내 주민자치센터에 모집 홍보
❍ 유관기관 및 관련 단체에 수강생 모집 협조
❍ 현수막과 구전을 통한 홍보

4. 교육 일정

회차	일정	강의 제목	강의내용
1	월 일	오리엔테이션 치매예방지도사의 역할과 비전	- 치매의 정의와 실태 - 치매예방지도사의 역할 - 치매예방지도사의 비전 - 치매예방지도사의 활동방법
2	월 일	치매의 문제점과 종류	- 치매의 문제점 - 치매의 특징 - 치매의 종류 - 치매의 위험 인자
3	월 일	치매에 대한 이해	- 뇌의 정신 활동 - 치매의 진행 단계 - 다른 유사 질환과의 차이 - 치매로 인한 장애
4	월 일	치매치료와 관리	- 치매의 약물 치료 - 치매의 비약물 치료 - 치매 예방에 좋은 음식 - 치매 노인을 위한 간호 방법
5	월 일	치매예방법	- 인지요법 - 미술치료 - 음악치료 - 요리치료

6	월 일	치매 진단 방법	- 치매선별용 한국형 간이정신 상태검사와 진단 - 노인우울성 검사와 진단 - 주관적 기억력 평가 문항과 진단
7	월 일	치매예방을 위한 운동요법	- 운동요법의 정의 - 노인에게 필요한 체력 - 치매예방에 좋은 유산소운동 - 치매예방에 좋은 스트레칭
8	월 일	치매예방 활동지 적용방법	- 지남력 - 집중력 - 기억력 - 언어력
9	월 일	치매예방 활동지 적용방법	- 집중력 - 지각력 - 판단력 - 시공간력
10	월 일	치매예방 활동지 적용방법 정리	- 활동능력 - 일기쓰기 - 정리 및 질의 응답 - 수료식

여성인력개발센터용

치매예방 지도사
양성과정 제안서

1. 사업 개요

□ **사 업 명 : 치매예방지도사 양성 과정**

□ **교육 기간 : 201 년 월 일(화)~ 월 일( )**

오전 09:00~오후 13:00(총 30회 120시간)

□ **교육 장소 : 인력개발기관**

□ **모집 인원 : 30명**

□ **수 강 료 : 기관의 실정에 따라 변경**

□ **위탁 기관 :**

2. 사업 목적

□ **배 경**

- 노령인구의 증가에 따른 치매 환자의 증가
- 치매환자 증가에 따른 정부의 복지 예산에 대한 증가로 인해 고민
- 치매환자를 둔 가족들의 경제적 육체적 고통의 증가
- 치매 예산의 증가로 인한 치매예방의 필요성 증가
- 비전문적인 치매예방이 현장에서 진행됨으로 인해 효과 저하

□ **필요성**

- 노인인구의 증가에 따라 치매환자의 증가는 지방자치단체에 부담을 주고 있어 체계적인 치매예방의 필요성이 절실함
- 치매예방에 대한 지방자치 단체의 예산은 늘어가고 있지만 효과적

인 치매예방이 필요한 실정임

- ❍ 치매예방에 대한 관심이 증가하고 있으나, 체계적인 프로그램이 보급되지 못하고 있는 실정임
- ❍ 전문적인 치매예방 지도사에 의한 치매예방 교육이 절실히 필요함
- ❍ 보건소, 양노원, 경노당에서 치매예방 교육의 전문가를 원하고 있음

3. 사업 내용

□ 프로그램의 특징

- ❍ 기존에 나와 있는 치매예방 프로그램의 분석하여 노인들의 수준에 맞는 프로그램 개발
- ❍ 치매예방을 위한 검증된 검사 도구의 개발로 정확한 진단이 가능함
- ❍ 치매예방 활동지는 난이도에 따라 3단계로 나누어 노인의 수준에 맞게 적용이 가능함
- ❍ 검사 도구의 검사 결과에 따라 노인의 수준에 맞게 적용이 가능함
- ❍ 치매예방 교육이 끝난 후 검사지를 통해 사전과 사후를 비교하여 효과성을 검증할 수 있음

□ 프로그램의 운영

- ❍ 지속적인 참여를 위한 체계적인 학사관리시스템 구축
- ❍ 과정 진행 중 개인 면담을 통한 비전 설정
- ❍ 수료 후 전부 취업할 수 있도록 맞춤형 진로 코칭
- ❍ ○○시의 특성화 프로그램으로 안착할 수 있도록 운영

□ 홍보 계획

- ❍ 관내 노인관련 기관에 수강생 모집 협조 공문 발송
- ❍ 시청 홈페이지에 수강생 모집 홍보
- ❍ 시청 관련 홈페이지에 수강생 모집 홍보
- ❍ 관내 주민자치센터에 모집 홍보
- ❍ 유관기관 및 관련 단체에 수강생 모집 협조
- ❍ 현수막과 구전을 통한 홍보

4. 교육 일정

회차	주제	강의 내용	강의방법
1	오리엔테이션 치매예방지도사의 역할과 비전	치매의 정의와 실태	강의
		치매예방지도사의 역할	
		치매예방지도사의 비전	
		치매예방지도사의 활동방법	
2	치매의 문제점과 종류	치매의 문제점	강의
		치매의 특징	
		치매의 종류	
		치매의 위험 인자	
3	치매 노인을 위한 복지 서비스1	노인 장기요양보험 제도	강의
		주간보호소	
		단기보호시설	
		장기요양기관	
4	치매 노인을 위한 복지 서비스2	중앙 치매센터와 지역 치매센터	강의
		가정간호	
		치매상담 콜센터	
		치매 가족을 통한 정보 획득	

회차	주제	강의 내용	강의방법
5	치매 치료와 관리1	치매의 약물 치료	강의 실습
		치매의 비약물 치료	
		치매예방에 좋은 음식	
		치매예방을 위한 생활 습관1	
6	치매 치료와 관리2	치매예방을 위한 생활 습관2	강의 실습
		치매 노인을 위한 간호 방법	
		치매환자의 문제 행동에 대한 대처방법	
		치매환자를 위한 환경 관리	
7	치매를 예방하는 방법1	치매예방을 위한 인지요법	강의 실습
		치매예방을 위한 미술치료1	
		치매예방을 위한 미술치료2	
		치매예방을 위한 미술치료3	
8	치매를 예방하는 방법2	치매예방을 위한 웃음치료	강의
		치매예방을 위한 음악치료	
		치매예방을 위한 독서치료	
		치매예방을 위한 동물매개치료	
9	치매를 예방하는 방법3	치매예방을 위한 이야기치료	실습
		치매예방을 위한 글쓰기치료	
		치매예방을 위한 시치료	
		치매예방을 위한 요리치료	
10	치매의 진단과 검사지	치매선별용 한국형 간이정신 상태검사와 진단1	강의 실습
		치매선별용 한국형 간이정신 상태검사와 진단2	
		노인우울성 검사와 진단	
		주관적 기억력 평가 문항과 진단	

회차	주제	강의 내용	강의방법
11	치매예방을 위한 운동요법1	운동요법	강의 실습
		노인에게 필요한 체력	
		치매예방에 좋은 유산소 운동	
		치매예방에 좋은 스트레칭	
12	치매예방을 위한 운동요법2	치매예방을 위한 효과적인 운동	강의
		치매예방에 좋은 유연성 운동	
		근력 강화를 위한 아령운동	
		치매예방을 위한 박수	
13	치매예방 활동지 적용방법1	지남력의 정의	강의 실습
		지남력을 높이는 방법1	
		지남력을 높이는 방법2	
		지남력지도 방법	
14	치매예방 활동지 적용방법2	집중력의 정의	강의
		집중력을 높이는 방법1	
		집중력을 높이는 방법2	
		집중력지도 방법	
15	치매예방 활동지 적용방법3	지각력의 정의	강의 실습
		지각력을 높이는 방법1	
		지각력을 높이는 방법2	
		지각력지도 방법	
16	치매예방 활동지 적용방법4	기억력의 정의	강의 실습
		기억력을 높이는 방법1	
		기억력을 높이는 방법2	
		기억력지도 방법	
17	치매예방 활동지 적용방법5	판단력의 정의	강의 실습
		판단력을 높이는 방법1	
		판단력을 높이는 방법2	
		판단력지도 방법	

<table>
<tr><th>회차</th><th>주제</th><th>강의 내용</th><th>강의방법</th></tr>
<tr><td rowspan="4">18</td><td rowspan="4">치매예방 활동지 적용방법6</td><td>언어력의 정의</td><td rowspan="4">강의
실습</td></tr>
<tr><td>언어력을 높이는 방법1</td></tr>
<tr><td>언어력을 높이는 방법2</td></tr>
<tr><td>언어력지도 방법</td></tr>
<tr><td rowspan="4">19</td><td rowspan="4">치매예방 활동지 적용방법7</td><td>시공간력의 정의</td><td rowspan="4">강의</td></tr>
<tr><td>시공간력을 높이는 방법1</td></tr>
<tr><td>시공간력을 높이는 방법2</td></tr>
<tr><td>시공간력지도 방법</td></tr>
<tr><td rowspan="4">20</td><td rowspan="4">치매예방 활동지 적용방법8</td><td>계산능력의 정의</td><td rowspan="4">강의
실습</td></tr>
<tr><td>계산능력을 높이는 방법1</td></tr>
<tr><td>계산능력을 높이는 방법2</td></tr>
<tr><td>계산능력지도 방법</td></tr>
<tr><td rowspan="4">21</td><td rowspan="4">치매예방 활동지 적용방법9</td><td>활동능력의 정의</td><td rowspan="4">강의
실습</td></tr>
<tr><td>활동능력을 높이는 방법1</td></tr>
<tr><td>활동능력을 높이는 방법2</td></tr>
<tr><td>활동능력지도 방법</td></tr>
<tr><td rowspan="4">22</td><td rowspan="4">치매예방 활동지 적용방법10</td><td>일기쓰기의 중요성</td><td rowspan="4">강의
실습</td></tr>
<tr><td>일기쓰기 지도</td></tr>
<tr><td>치매예방 활동지 적용 종합1</td></tr>
<tr><td>치매예방 활동지 적용 종합2</td></tr>
<tr><td rowspan="4">23</td><td rowspan="4">치매예방 활동지 적용 종합</td><td>치매예방 활동지 적용 순서</td><td rowspan="4">강의</td></tr>
<tr><td>치매예방 활동지 적용 방법</td></tr>
<tr><td>치매예방 활동지 지도시 주의사항</td></tr>
<tr><td>치매예방 활동지 활용에 대한 질의응답</td></tr>
<tr><td rowspan="4">24</td><td rowspan="4">강사트레이닝</td><td>강의를 빛나게 하는 강의전략 및 교수법</td><td rowspan="4">강의
실습</td></tr>
<tr><td>강의를 더욱 풍요롭게 하는 교수법</td></tr>
<tr><td>강의 효과를 높이는 핵심 강의전략</td></tr>
<tr><td>창의력과 상호작용을 높이는 교수법</td></tr>
</table>

회차	주제	강의 내용	강의방법
25	강사트레이닝	강의에 날개를 달아 주는 스피치	강의 실습
		강의에 보약이 되는 보디랭귀지	
		강사의 비언어적 커뮤니케이션	
		강의 옷차림 등 강사의 이미지메이킹	
26	강사 트레이닝	인기 강사의 비결	강의 실습
		강사 만족도 향상 전략	
		강의 소통 노하우	
		캠프 강사 참여시 주의점	
27	검사지를 통한 진단 실습	검사지를 통한 진단 실습1	강의 실습
		검사지를 통한 진단 실습2	
		검사지를 통한 진단 실습3	
		검사지를 통한 진단 실습4	
28	실전 모의 강의1	실전 모의 강의 및 피드백1	실습
		실전 모의 강의 및 피드백2	
		실전 모의 강의 및 피드백3	
		실전 모의 강의 및 피드백4	
29	실전 모의 강의2	실전 모의 강의 및 피드백5	실습
		실전 모의 강의 및 피드백6	
		실전 모의 강의 및 피드백7	
		실전 모의 강의 및 피드백8	
30	정리 및 수료	1:1 개인코칭	강의
		강사 프로모션	
		과정 정리 및 평가	
		수료식	

치매관리법

제1장 총칙

제1조(목적) 이 법은 치매의 예방, 치매환자의 진료·요양 및 치매퇴치를 위한 연구 등에 관한 정책을 종합적으로 수립·시행함으로써 치매로 인한 개인적 고통과 피해 및 사회적 부담을 줄이고 국민건강증진에 이바지함을 목적으로 한다.

제2조(정의) 이 법에서 사용하는 용어의 뜻은 다음과 같다.

1. "치매"란 퇴행성 뇌질환 또는 뇌혈관계 질환 등으로 인하여 기억력, 언어능력, 지남력(指南力), 판단력 및 수행능력 등의 기능이 저하됨으로써 일상생활에서 지장을 초래하는 후천적인 다발성 장애를 말한다.
2. "치매환자"란 치매로 인한 임상적 특징이 나타나는 사람으로서 의사 또는 한의사로부터 치매로 진단받은 사람을 말한다.
3. "치매관리"란 치매의 예방과 진료·요양 및 조사·연구 등을 말한다.

제3조(국가 등의 의무)

① 국가와 지방자치단체는 치매관리에 관한 사업(이하 "치매관리사업"이라 한다)을 시행하고 지원함으로써 치매를 예방하고 치매환자에게 적절한 의료서비스가 제공될 수 있도록 적극 노력하여야 한다.

② 국가와 지방자치단체는 치매환자를 돌보는 가족의 부담을 완화하기 위하여 노력하여야 한다.

③ 국가와 지방자치단체는 치매와 치매예방에 관한 국민의 이해를 높이기 위하여 교육·홍보 등 필요한 시책을 마련하여 시행하여야 한다.

④ 「의료법」에 따른 의료인, 의료기관의 장 및 의료업무 종사자는 국가와 지방자치단체가 실시하는 치매관리사업에 적극 협조하여야 한다.

제4조(다른 법률과의 관계) 치매관리 및 치매환자에 대한 지원에 관하여는 다른 법률에 특별한 규정이 있는 경우를 제외하고는 이 법에서 정하는 바에 따른다.

제5조(치매극복의 날)

① 치매관리의 중요성을 널리 알리고 치매를 극복하기 위한 범국민적 공감대를 형성하기 위하여 매년 9월 21일을 치매극복의 날로 한다.

② 국가와 지방자치단체는 치매극복의 날 취지에 부합하는 행사와 교육·홍보 사업을 시행하여야 한다.

제2장 치매관리종합계획의 수립 、시행 등

제6조(치매관리종합계획의 수립 등) ① 보건복지부장관은 제7조에 따른 국가치매관리위원회의 심의를 거쳐 치매관리에 관한 종합계획(이하 "종합계획"이라 한다)을 5년마다 수립하여야 한다. 종합계획 중 대통령령으로 정하는 중요한 사항을 변경하는 경우에도 또한 같다.

② 종합계획에는 다음 각 호의 사항이 포함되어야 한다.

1. 치매의 예방·관리를 위한 기본시책
2. 치매검진사업의 추진계획 및 추진방법
3. 치매환자의 치료·보호 및 관리
4. 치매에 관한 홍보·교육
5. 치매에 관한 조사·연구 및 개발
6. 치매관리에 필요한 전문인력의 육성
7. 치매환자가족에 대한 지원
8. 그 밖에 치매관리에 필요한 사항

③ 보건복지부장관은 확정된 종합계획을 관계 중앙행정기관의 장, 특별시장·광역시장·도지사·특별자치도지사(이하 "시·도지사"라 한다) 및 시장·군수·구청장(자치구의 구청장을 말한다. 이하 같다)에게 통보하여야 한다.

④ 관계 중앙행정기관의 장, 시·도지사 및 시장·군수·구청장은 종합계획에 따라 매년 치매관리에 관한 시행계획(이하 "시행계획"이라 한다)을 수립·시행 및 평가하여야 한다.

⑤ 보건복지부장관, 관계 중앙행정기관의 장, 시·도지사 및 시장·군수·구청장은 종합계획 또는 시행계획을 수립·시행하기 위하여 필요한 경우에는 관계 기관·단체·시설 등에 자료제공 및 업무협조를 요청할 수 있다. 이 경우 협조 요청을 받은 관계 기관 등은 특별한 사유가 없는 한 이에 따라야 한다.

⑥ 종합계획의 수립과 시행계획의 수립·시행 및 평가에 필요한 사항은 대통령령으로 정한다.

第7조(국가치매관리위원회) 보건복지부장관은 종합계획 수립 및 치매관리에 관한 중요 사항을 심의하기 위하여 보건복지부장관 소속으로 국가치매관리위원회(이하 "위원회"라 한다)를 둔다.

第8조(위원회의 구성) ① 위원회는 위원장 1명을 포함한 15명 이내의 위원으로 구성한다.

② 위원장은 보건복지부차관이 된다.

③ 위원은 치매에 관한 학식과 경험이 풍부한 사람 중에서 보건복지부장관이 임명 또는 위촉한다.

④ 그 밖에 위원회의 구성·조직 및 운영에 필요한 사항은 대통령령으로 정한다.

第9조(위원회의 기능) 위원회는 다음 각 호의 사항을 심의한다.

1. 국가치매관리 체계 및 제도의 발전에 관한 사항
2. 종합계획의 수립 및 평가에 관한 사항
3. 연도별 시행계획에 관한 사항
4. 치매관리사업의 예산에 관한 중요한 사항

5. 그 밖에 치매관리사업에 관한 중요한 사항으로서 위원장이 심의에 부치는 사항

제3장 치매연구사업 등

제10조(치매연구사업)

① 보건복지부장관은 치매의 예방과 진료기술의 발전을 위하여 치매 연구·개발 사업(이하 "치매연구사업"이라 한다)을 시행한다.

② 치매연구사업에는 다음 각 호의 사항이 포함되어야 한다.

1. 치매환자의 관리에 관한 표준지침의 연구
2. 치매 관련 의료 및 복지서비스에 관한 연구
3. 그 밖에 보건복지부령으로 정하는 사업

③ 보건복지부장관은 치매연구사업을 추진할 때 학계·연구기관 및 산업체 간의 공동연구사업을 우선 지원하여야 한다.

④ 보건복지부장관은 치매연구사업에 관한 국제협력의 증진을 위하여 노력하고 선진기술의 도입을 위한 전문인력의 국외파견 및 국내유치 등의 방안을 마련하여야 한다.

⑤ 보건복지부장관은 「의료법」 제3조제2항에 따른 종합병원(이하 "종합병원"이라 한다), 「사회복지사업법」 제2조제3호에 따른 사회복지법인, 그 밖의 보건의료 및 복지 관련 단체로 하여금 치매연구사업을 실시하게 할 수 있다.

⑥ 치매연구사업 지원에 필요한 사항은 보건복지부령으로 정한다.

제11조(치매검진사업)

① 보건복지부장관은 종합계획에 따라 치매를 조기에 발견하는 검진사업(이하 "치매검진사업"이라 한다)을 시행하여야 한다.

② 치매검진사업의 범위, 대상자, 검진주기 등에 필요한 사항은 대통령령으로 정한다.

③ 치매의 검진 방법 및 절차 등에 필요한 사항은 보건복지부령으로 정한다.

④ 국가는 치매검진을 받는 사람 중 「의료급여법」에 따른 의료급여수급자 및 대통령령으로 정하는 건강보험가입자에 대하여 그 비용의 전부 또는 일부를 지원할 수 있다.

제12조(치매환자의 의료비 지원사업)

① 국가와 지방자치단체는 치매환자의 경제적 부담능력을 고려하여 치매 치료 및 진단에 드는 비용을 예산에서 지원할 수 있다.

② 제1항에 따른 의료비 지원의 대상·기준 및 방법 등에 필요한 사항은 대통령령으로 정한다.

제12조의2(치매환자의 가족지원 사업)

① 국가와 지방자치단체는 치매환자의 가족을 위한 상담·교육 프로그램을 개발·보급하여야 한다.

② 제1항에 따른 상담·교육 프로그램의 개발·보급 및 지원 등에 필요한 사항은 보건복지부령으로 정한다.

제12조의3(성년후견제 이용지원)

① 지방자치단체의 장은 치매환자가 다음 각 호의 어느 하나에 해당하여 후견인을 선임할 필요가 있음에도 불구하고 자력으로 후견인을 선임하기 어렵다고 판단되는 경우에는 그를 위하여 「민법」에 따라 가정법원에 성년후견개시, 한정후견개시 또는 특정후견의 심판을 청구할 수 있다.

1. 일상생활에서 의사를 결정할 능력이 충분하지 아니하거나 매우 부족하여 의사결정의 대리 또는 지원이 필요하다고 볼 만한 상당한 이유가 있는 경우
2. 치매환자의 권리를 적절하게 대변하여 줄 가족이 없는 경우
3. 별도의 조치가 없으면 권리침해의 위험이 상당한 경우

② 지방자치단체의 장이 제1항에 따라 성년후견개시, 한정후견개시 또는 특정후견의 심판을 청구할 때에는 대통령령으로 정하는 요건을 갖춘 사람 또는 법인을 후견인 후보자로 하여 그 사람 또는 법인을 후견인으로 선임하여 줄 것을 함께 청구하여야 한다.

③ 지방자치단체의 장은 치매환자의 치료ㆍ보호 및 관리와 관련된 기관ㆍ법인ㆍ단체의 장에게 제2항에 따른 후견인 후보자를 추천하여 줄 것을 의뢰할 수 있다.

④ 국가와 지방자치단체는 제1항 및 제2항에 따라 선임된 후견인의 후견사무의 수행에 필요한 비용의 일부를 예산의 범위에서 보건복지부령으로 정하는 바에 따라 지원할 수 있다.

⑤ 제1항부터 제4항까지의 규정에 따른 후견제 이용지원의 요건, 후견인 후보자의 자격 및 추천 절차, 후견인 후견사무에 필요한 비용 지원 등에 필요한 사항은 보건복지부령으로 정한다.

제13조(치매등록통계사업) 보건복지부장관은 치매의 발생과 관리실태에 관한 자료를 지속적이고 체계적으로 수집·분석하여 통계를 산출하기 위한 등록·관리·조사 사업(이하 "치매등록통계사업"이라 한다)을 시행하여야 한다.

제14조(역학조사)

① 보건복지부장관은 치매 발생의 원인 규명 등을 위하여 필요하다고 인정하는 때에는 역학조사를 실시할 수 있다.

② 제1항에 따른 역학조사의 실시 시기·방법 및 내용 등에 필요한 사항은 보건복지부령으로 정한다.

제15조(자료제공의 협조 등)

① 보건복지부장관은 치매환자를 진단·치료하는 의료인 또는 의료기관, 「국민건강보험법」에 따른 국민건강보험공단 및 건강보험심사평가원, 관계 중앙행정기관의 장, 지방자치단체의 장, 공공기관의 장, 그 밖에 치매에

관한 사업을 하는 법인·단체에 대하여 보건복지부령으로 정하는 바에 따라 제13조의 치매등록통계사업, 제14조의 역학조사에 필요한 자료의 제출이나 의견의 진술 등을 요구할 수 있다. 이 경우 자료의 제출 등을 요구받은 자는 특별한 사유가 없으면 이에 따라야 한다.

② 보건복지부장관이 제1항에 따라 요구할 수 있는 자료는 특정 개인을 알아볼 수 없는 형태의 자료에 한정한다.

제16조(중앙치매센터의 설치)

① 보건복지부장관은 치매관리에 관한 다음 각 호의 업무를 수행하게 하기 위하여 중앙치매센터를 설치·운영할 수 있다.

1. 치매연구사업에 대한 국내외의 추세 및 수요 예측
2. 치매연구사업 계획의 작성
3. 치매연구사업 과제의 공모·심의 및 선정
4. 치매연구사업 결과의 평가 및 활용
5. 삭제 <2015.1.28.>
6. 재가치매환자관리사업에 관련된 교육·훈련 및 지원 업무
7. 치매관리에 관한 홍보
8. 치매와 관련된 정보·통계의 수집·분석 및 제공
9. 치매와 관련된 국내외 협력
10. 치매의 예방·진단 및 치료 등에 관한 신기술의 개발 및 보급
11. 그 밖에 치매와 관련하여 보건복지부장관이 필요하다고 인정하는 업무

② 보건복지부장관은 제1항에 따른 중앙치매센터의 설치·운영을 그 업무에 필요한 전문인력과 시설을 갖춘 「의료법」 제3조제2항제3호의 병원급 의료기관에 위탁할 수 있다. <신설 2015.1.28.>

③ 제1항에 따른 중앙치매센터의 설치·운영 및 제2항에 따른 위탁 등에 필요한 사항은 보건복지부령으로 정한다. <개정 2015.1.28.>

제16조의2(광역치매센터의 설치)

① 시·도지사는 치매관리에 관한 다음 각 호의 업무를 수행하게 하기 위하여 보건복지부장관과 협의하여 광역치매센터를 설치·운영할 수 있다.

1. 치매관리사업 계획
2. 치매 연구
3. 치매상담센터 및 「노인복지법」 제31조에 따른 노인복지시설 등에 대한 기술 지원
4. 치매 관련 시설·인프라 등 자원조사 및 연계체계 마련
5. 치매 관련 종사인력에 대한 교육·훈련
6. 치매환자 및 가족에 대한 치매의 예방·교육 및 홍보
7. 치매에 관한 인식 개선 홍보
8. 그 밖에 보건복지부장관이 정하는 치매 관련 업무

② 시·도지사는 제1항에 따른 광역치매센터의 설치·운영을 그 업무에 필요한 전문인력과 시설을 갖춘 「의료법」 제3조제2항제3호의 병원급 의료기관에 위탁할 수 있다.

③ 제1항에 따른 광역치매센터의 설치·운영 및 제2항에 따른 위탁 등에 필요한 사항은 보건복지부령으로 정하는 바에 따라 해당 지방자치단체의 조례로 정한다.

제17조(치매상담센터의 설치)

① 시·군·구의 관할 보건소에 치매예방 및 치매환자 관리를 위한 치매상담센터(이하 "치매상담센터"라 한다)를 설치한다.

② 치매상담센터는 다음 각 호의 업무를 수행한다.

1. 치매환자의 등록·관리
2. 치매등록통계사업의 지원
3. 치매의 예방·교육 및 홍보
4. 치매환자 및 가족 방문·관리
5. 치매조기검진

6. 그 밖에 시장·군수·구청장이 치매관리에 필요하다고 인정하는 업무

③ 치매상담센터의 인력기준 및 그 밖에 필요한 사항은 보건복지부령으로 정한다.

제17조의2(치매상담전화센터의 설치)

① 보건복지부장관은 치매예방, 치매환자 관리 등에 관한 전문적이고 체계적인 상담 서비스를 제공하기 위하여 치매상담전화센터를 설치할 수 있다.

② 치매상담전화센터는 다음 각 호의 업무를 수행한다.

1. 치매에 관한 정보제공
2. 치매환자의 치료·보호 및 관리에 관한 정보제공
3. 치매환자와 그 가족의 지원에 관한 정보제공
4. 치매환자의 가족에 대한 심리적 상담
5. 그 밖에 보건복지부장관이 필요하다고 인정하는 치매 관련 정보의 제공 및 상담

③ 보건복지부장관은 제1항에 따른 치매상담전화센터의 설치·운영을 그 업무에 필요한 전문인력과 시설을 갖춘 「의료법」 제3조제2항제3호의 병원급 의료기관, 치매 관련 전문기관·법인·단체 등에 위탁할 수 있다.

④ 제1항에 따른 치매상담전화센터의 설치·운영 및 제3항에 따른 위탁 등에 필요한 사항은 보건복지부령으로 정한다.

제4장 보칙

제18조(비용의 지원)

① 국가와 지방자치단체는 치매관리사업을 수행하는 자에 대하여 다음 각 호에 해당하는 비용의 전부 또는 일부를 지원할 수 있다. <개정 2015.1.28.>

1. 제10조에 따른 치매연구사업, 제11조에 따른 치매검진사업, 제12조의2에 따른 치매환자의 가족지원 사업, 제13조에 따른 치매등록통계사업

및 제14조에 따른 역학조사 수행에 드는 비용

1의2. 제16조 및 제16조의2에 따른 중앙치매센터 및 광역치매센터의 설치·운영에 드는 비용

1의3. 제17조의2에 따른 치매상담전화센터의 설치·운영에 드는 비용

2. 치매관리사업에 대한 교육·홍보에 드는 비용

3. 치매관리사업에 필요한 전문인력의 교육·훈련에 드는 비용

4. 치매관리사업을 수행하는 법인·단체의 교육 및 홍보 사업에 드는 비용

② 제1항에 따른 비용 지원의 기준·방법 및 절차에 필요한 사항은 대통령령으로 정한다.

제19조(비밀누설의 금지) 이 법에 따라 치매관리사업에 종사하거나 종사하였던 자는 업무상 알게 된 비밀을 누설하여서는 아니 된다.

제20조(위임과 위탁)

① 이 법에 따른 보건복지부장관 또는 시·도지사의 권한은 대통령령으로 정하는 바에 따라 그 일부를 시·도지사 또는 시장·군수·구청장에게 위임할 수 있다.

② 이 법에 따른 보건복지부장관, 시·도지사 또는 시장·군수·구청장의 권한은 대통령령으로 정하는 바에 따라 그 일부를 치매관리사업을 수행할 수 있는 법인·단체 등에 위탁하여 시행할 수 있다.

제5장 벌칙

제21조(벌칙) 제19조를 위반하여 비밀을 누설한 자는 2년 이하의 징역 또는 2천만원 이하의 벌금에 처한다.

치매예방 활동지

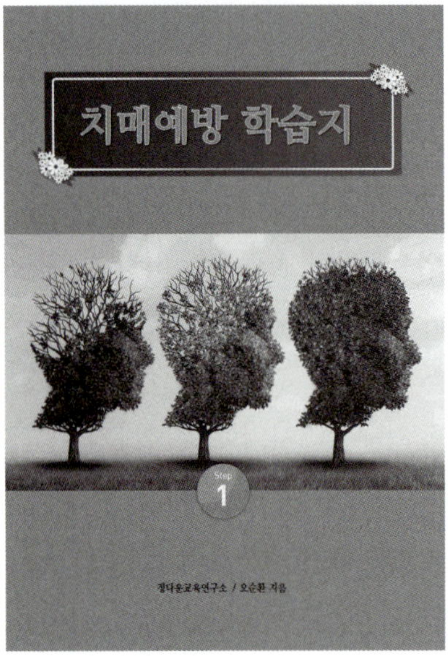

치매예방 학습지
Step
1
정다운교육연구소 / 오순환 지음

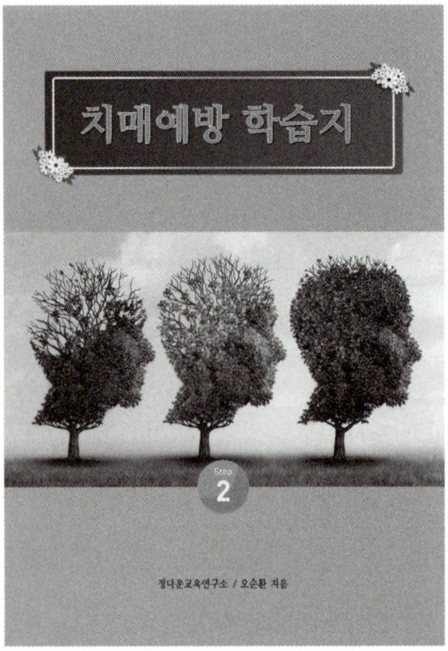

치매예방 학습지
Step
2
정다운교육연구소 / 오순환 지음

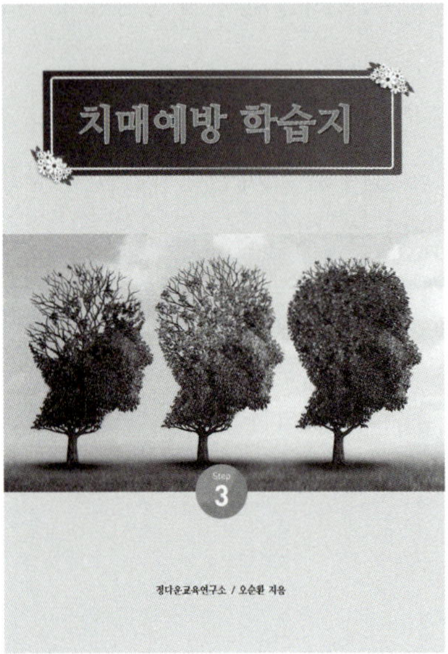

치매예방 학습지
Step
3
정다운교육연구소 / 오순환 지음

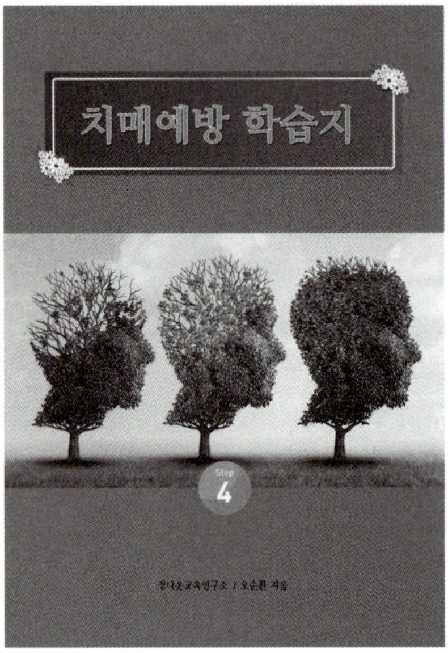

치매예방 학습지
Step
4
정다운교육연구소 / 오순환 지음

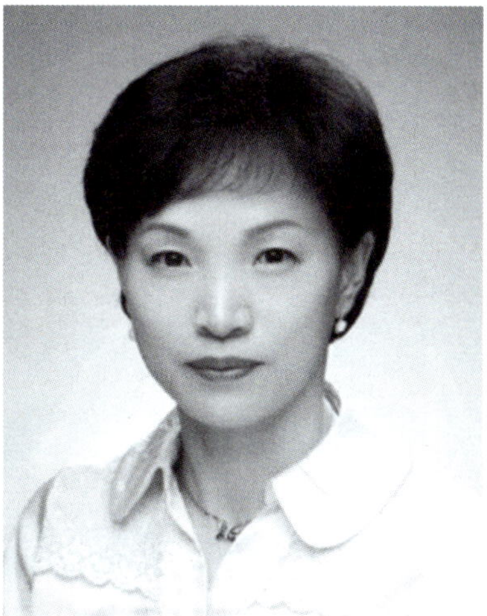

저자 : 오순환

저자는 초당대학교 호텔조리과학부 졸업하고, 한성대학원에서 호텔관광외식경영학 석사를 졸업하고, 광운대학교 대학원 실감융합콘텐츠학과 박사과정에 재학 중이다. 국제조리사관직업전문학교 학장으로 조리분야 전문가와 학위 과정을 운영하고 있으며, 노인들과 치매환자를 위한 영양식단을 개발하여 보급하고 있다. 또한 국제평생교육원 원장으로서 다양한 전문가 과정을 운영하고 있으며, 일자리를 창출하고 있다. 그리고 정다운교육연구소 소장으로서 미래를 선도하는 교육 프로그램을 개발하여 전국적으로 확산하기 위하여 치매 예방을 위한 인지심리 상담 프로그램과 유아부터 노인까지 참여하여 건강과 즐거움을 주는 전통놀이를 이용한 사회체육 프로그램을 개발하여 보급하고 전문가를 양성하고 있다. 저서로는 「치매예방 학습지」, 「한식조리기능사 실기」, 「조리기능사 필기」등이 있다.

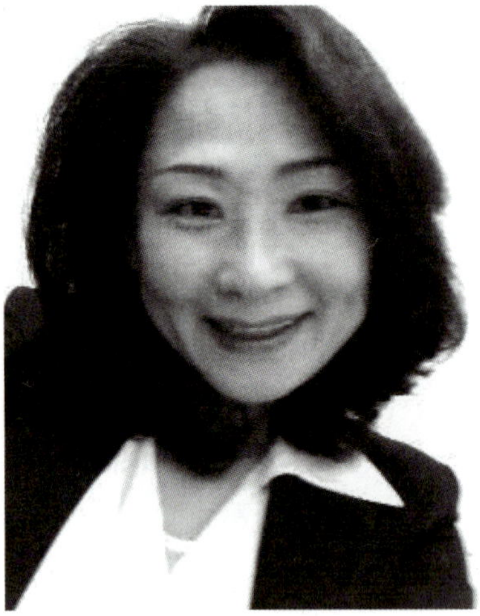

저자 : 조필희

안동대학교 행정경영대학원 복지정책학과에 재학 중이며, 중앙선거관리위원회 선거연수원 초빙교수로 활동하고 있다. 영주시 YMCA 이사, 영주진로교육전문가 회장, 경북전문대학교지역학습개발원 운영위원회위원, 경북전문대학교 지역학습개발원 인지행동심리상담사 과정 학과장, (사)행복나눔125 지도사, 연세대미래교육원 요리심리집단상담 과정 책임교수, 세계푸드테라피협회 경북지사, 한국치유복지교육원 경북지사, 한국미래코칭교육 연구원으로 활동하며, 미래 교육을 선도하는 다양한 교육 프로그램과 강의 기법을 연구하여 전국적으로 확산시키고 있으며 치매예방을 위한 인지심리상담 프로그램과 유아부터 노인까지 마음 건강을 위한 각종 심리상담 프로그램을 개발하여 보급하며, 미래교육 전문가를 양성하고 있다. 저서로는 「미래 유권자를 위한 민주시민 교육」이 있다.

치매예방과 간병

초판1쇄 인쇄 - 2020년 2월 5일
초판1쇄 발행 - 2020년 2월 5일
지은이 - 오순환·조필희
펴낸이 - 김재호
펴낸곳 - 휴먼북스
서울시 중랑구 숙선옹주로 91,411-1201
전화 070-8614-6569 / 팩스 070-8614-6569
e-mail : tytyp1@naver.com
등록 - 2018년 09월 13일 제2018-25호

ISBN 979-11-90177-09-2

값 15,000